Bestell-Nr.: RKW 5020

2. Auflage 2020

© 2019 by Kawohl Verlag, 46485 Wesel
Alle Rechte vorbehalten

Titelfoto: Bülent Yasar
Lektorat: Ulrich Parlow & RKW / J. Dörr
Korrektorat: Inge Frantzen
Satz und Umschlaggestaltung: RKW / J. Dörr

Druck und Verarbeitung:
Drukarnia Dimograf, Bielsko-Biała, Polen
ISBN 978-3-86338-020-5   www.kawohl.de

Reinhold Ruthe

Charlotte geht

Das hohe Alter,
die Demenz
und der Abschied
von meiner Frau

kawohl

Inhaltsverzeichnis

Vorwort

Die letzten Ehejahre mit meiner Frau Charlotte waren anfangs mit kleinen und später mit belastenden Demenz-Problemen verbunden. Ihre Einschränkungen verbanden uns noch inniger. Unsere Wahrnehmung veränderte sich. Wie sind wir damit umgegangen? In diesem Buch möchte ich diesen letzten Zeitabschnitt aus meiner persönlichen Erfahrung schildern.

Wir waren über 65 Jahre lang verheiratet. Ein lebhafter Austausch von Gefühlen und Gedanken hat unsere Beziehung geprägt. Körperliche Schwächen und Gebrechen als Folge der Demenz gaben dem gemeinsamen Leben zum Ende hin eine neue Gestalt.

Wie äußert sich Demenz? Dieses Krankheitsbild ist heute wegen der gestiegenen Lebenserwartung häufiger als früher. Wir müssen die Entstehung und die Auswirkungen verstehen lernen. Welche Umstände fördern die Krankheit? Welche Beziehungsfehler können sich einschleichen? Wie können wir dennoch eine Liebesbeziehung aufrechterhalten? Welche Einstellungsmuster schaden der Zweierschaft? Was sollten Lebenspartner und Angehörige von Betroffenen berücksichtigen?

In meinen persönlichen Erfahrungsbericht – den ich bewusst in der Gegenwartsform schreibe – werde ich sachliche Informationen zur Demenz-Problematik einfließen lassen und auch zum Alter, denn beides hängt eng zusammen. Vor allem aber soll deutlich werden: Wir erleben, dass plötzlich alles anders ist, Leben und Welt völlig anders aussehen, das Alter seine bitteren Schattenseiten zeigt. Was genau wurde völlig anders? Was veränderte unser Denken, unsere Wahrnehmungen und unsere Gefühle?

Als ich mit dem Manuskript angefangen habe, lebte meine Frau noch. Der Abschluss des Buches beschäftigt sich mit ihrem Tod und meinen Gefühlen. Wenn der liebste Mensch stirbt, mit dem man so lange Jahre verheiratet war, treten nie gekannte Empfindungen und schmerzhafte Gefühle der Verlassenheit und der Einsamkeit zutage, die mich sehr mitgenommen haben.

Als Hochbetagte wurden wir beschenkt und belastet zugleich, von Gott wunderbar geführt, gehalten, getragen und immer wieder ermutigt – das sind dankbare Erinnerungen. Vielleicht werden auch Sie dadurch berührt, geraten hier und da ins Nachdenken, überprüfen möglicherweise gar Ihre Vorstellungen.

Als Hochbetagte haben wir angefangen, das Ende des Sommers zu beweinen, den Herbst als Anfang des Sterbens zu sehen, mit dem Wissen, in unserem Heiland den Hort des ewigen Lebens zu haben.

Ich möchte meine Eindrücke über unsere Beziehung in Ehe und Glauben zur Sprache bringen. Dabei werde ich Gutes und Kritisches unter die Lupe nehmen.

Und ich möchte zum Schluss Todesgedanken und -erfahrungen, die meiner Seele sehr zugesetzt haben, preisgeben.

Wir alle machen uns Gedanken, machen die unterschiedlichsten Erfahrungen. Jeder reagiert auf seine Weise. Was die Zukunft bringen wird, beurteilen alle Menschen anders. Vererbung, Erziehung und Sozialisation haben uns geprägt. Diese Faktoren schimmern überall durch.

Weil Tod und Sterben mit Macht auf uns zukommen, die Gebrechlichkeit zunimmt und die ehemaligen Interessen und Beziehungen abnehmen, ändert der ganze Mensch die Richtung seiner Einstellung.

Über all das denken wir als Christen nach. Trotz vieler Hindernisse suchen wir innere Ruhe, Geborgenheit und Frieden. Misstöne und unliebsame Begebenheiten wollen wir nicht ausklammern. Sie gehören zum Leben.

Meine Gedanken und Wahrnehmungen mögen Sie dazu anregen, Ihre Lebenserfahrungen mit dem Gelesenen zu vergleichen.

Ich hoffe, die folgenden Seiten werden für Sie ein Gewinn und segensreich sein!

Kapitel 1:
Eine unangenehme Krankheit
überfällt meine Frau

Wir schreiben das Jahr 2012. Inzwischen sind wir 85 Jahre alt geworden. Nur 14 Tage trennen uns altersmäßig voneinander.

Wir fühlen uns einigermaßen fit, obwohl natürlich jeder etwas stöhnt und gegen seine Schwächen ankämpft. Bei mir sind es Rückenschmerzen, bei ihr ist es eine fehlende Standfestigkeit in den Beinen. Sie geht draußen nur an meiner Hand.

Das macht sie seit einem Jahr. Im Winter ist sie vor der Garage auf dem vereisten Boden ausgerutscht und hingefallen. Monatelange Schmerzen. Seitdem geht sie, wie gesagt, außerhalb des Hauses an meiner Hand. Und das sollte sie bis an ihr Lebensende nicht mehr aufgeben.

Erste Anzeichen

Drei Jahre später, Mitte 2015. Beide sind wir in Süddeutschland, wo ich Vorträge zugesagt habe. Meine Frau wollte nicht allein zu Hause bleiben, und so ist sie mitgekommen. Die Anreise haben wir mit dem Auto gemacht. In Karlsbad, im Bibelheim Bethanien, soll ich Vorträge und Seminare über das Alter halten. Wir sind in einem schönen Zweibettzimmer untergebracht.

Doch das Wohlgefühl bekommt einen starken Dämpfer. Unversehens läuft meine Frau etliche Male hintereinander zur Toilette. Sie vermutet Durchfall.

Beide zucken wir mit den Schultern. Sie läuft, ohne ein Geschäft zu verrichten. Dennoch bleibt sie bei dem Gedanken: „Es muss Durchfall sein!"

Mich beschäftigen die Vorträge. Mit der Heimleitung besprechen wir eine Fahrt zum Krankenhaus in der Nähe, auf der anderen Seite der kleinen Stadt. Die Frau des Heimleiters begleitet meine Frau.

Charlotte bleibt eine Nacht und einen Tag dort. Harn und Harnwege werden untersucht. Eine Harnwegsinfektion wird uns als eine mögliche Erklärung mitgegeben.

Ich bin den ganzen Tag bis in den späten Abend hinein beschäftigt. Viele Gäste nutzen die Gelegenheit, einem Therapeuten Fragen stellen zu können.

Nach der Tagung fahren wir beide fragend und wenig erleichtert nach Hause. Meine Frau schaut mich ängstlich an. Ich spüre, sie ist beunruhigt. Eine Hand am Steuer, die andere berührt die Hände meiner Frau. Ich fahre und schaue nach vorn, während sie zwischendurch immer wieder leise betet und mit Gott spricht.

„Ich kann nur alles in Gottes Hände legen, sonst werde ich die Unruhe nicht los!", sagt sie und schaut mich fragend an.

Wir beschließen während der Fahrt, recht bald das Krankenhaus Bethesda in Wuppertal aufzusuchen, um dem Rätsel im Körper meiner Frau auf die Spur zu kommen.

Ich freue mich, dass meine Frau fest in Gott verankert ist. Angst und Zweifel lassen uns nicht los, der Glaube, das Vertrauen und die zuversichtliche Einstellung „Alles muss an Gott vorbei" geben Geborgenheit.

In den Tagen danach wird ihre Toilettenlauferei zur Qual. Es sind 40 bis 50 solcher Gänge täglich! Ich stelle mit Erschrecken fest, dass meine Frau nach jedem Mal keine Auskunft darüber geben kann, wie erfolgreich der Besuch der Toilette war.

Sie spürt, dass ich leicht ärgerlich werde. Fest nimmt sie mich in den Arm und sagt: „Ich weiß, ich reagiere komisch, aber behalt mich lieb!" Sie drückt mich einige Male.

Heute weiß ich: Es sind die ersten Anzeichen von Demenz gewesen.

Sie spürt meine Abwehr, ein Stück Unverständnis. Heute weiß ich: Demenz kann trennen, schafft Lücken im Zusammensein und Unverständnis, belastet die Einvernehmlichkeit.

Zwei Tage später holt uns der Krankenwagen zur Klinik ab. Voller Spannung sitzt Charlotte neben mir. Es ist Regenwetter, und so sieht es auch in uns aus.

Wir haben etliche Male gebetet. Fest glauben wir daran, dass Gott die Situation in der Hand hat. Dieser Gedanke gibt Trost, diese Gewissheit schenkt ein Gefühl der Geborgenheit.

Während Charlotte von einer Ärztin untersucht wird, sitze ich im Wartezimmer. Dann wird meine Nummer auf dem Bildschirm aufgerufen. Voller Spannung lande ich im Sprechzimmer.

Sie lächelt. Ein gutes Zeichen. „Nein, das ist kein Durchfall, das ist eine handfeste Verstopfung! Wenn wir das richtig einschätzen, leidet Ihre Frau unter einer Austrocknung. Wahrscheinlich isst und trinkt sie zu wenig!" Sie sieht meiner Frau fragend in die Augen.

Wir schauen uns beide an und wagen nicht zu widersprechen. Charlotte streckt ihre Hand nach mir aus. Sie will mich fühlen.

Im Oberstübchen wandern die Gedanken. Ja, das Essen ist weniger geworden, schon seit Monaten. Oft geht sie mittags schlafen, verzichtet auf das Mittagessen und kommt erst zum Kaffee um halb vier. Ich habe es hingenommen und auf Druck verzichtet. Meine Frau hat immer wieder beruhigend gesagt: „Ich trinke etwa drei Liter Wasser am Tag!"

Heute, im Nachhinein, nehme ich an, dass sie sich geirrt hat.

Die Ärztin beobachtet unser Zusammenspiel.

Die Diagnose Austrocknung hat meine Frau getroffen. Charlotte hält meine Hand, als wenn sie sagen wollte: „Bitte vergib mir!"

Die Trinkgewohnheiten von uns beiden sind grundverschieden. Meine Frau trinkt, nachdem sie gegessen hat. Sie kann geduldiger sein als ich. Ich dagegen trinke bei fast jedem Bissen.

Längst bin ich mir auf die Schliche gekommen: Alles muss schnell gehen; überall erwartet mich Neues. Essen ist für mich eher eine angenehme Nebenbeschäftigung.

Die Ärztin wendet sich nun wieder an mich: „Einige Tage wird Ihre Frau hierbleiben müssen!"

Ein Panikgefühl überfällt Charlotte. „Du bleibst doch auch hier, oder?"

Die Ärztin verabschiedet sich. „Das klären Sie mit den Verantwortlichen im Haus!", sagt sie.

Die ängstlichen Augen meiner Frau verfolgen mich. Ich kann zu ihrem Wunsch nicht Nein sagen. Charlotte atmet erleichtert aus. Ich bleibe auf einem Zweibettzimmer bei ihr.

Zwischendurch muss ich aber noch einmal nach Hause fahren, um Vorkehrungen wegen unserer Abwesenheit zu treffen. Einer netten Dame in der Nachbarschaft, einer Bekannten, vertraue ich den

Schlüssel an. Abends soll sie die Rollläden herunterlassen; außerdem wird sie unsere Blumen, die meine Frau beglücken, gießen.

Abends und morgens muss meine Frau in der Klinik Tabletten schlucken und flüssige Medizin aus kleinen Behältern zu sich nehmen. Kopf, Bauch und Urin werden untersucht. Etliche Male am Tag wird sie von Pflegern zu den Untersuchungen abgeholt.

Die Obstipation – die Ärzte lieben Fremdworte – ist hartnäckig. Geringe Nahrungsmengen und mangelndes Trinken sind die Verursacher der Verstopfung. Wir benötigen Geduld.

Im Grunde bin ich ungeduldiger als meine Frau. Ich muss immer etwas zu tun haben. Irgendwelche Ideen geistern ständig durch meinen Kopf.

Fast eine Woche zieht sich die Behandlung hin. Der Erfolg lässt auf sich warten. Dann endlich löst sich bei meiner Frau der Knoten im Unterleib. Einen Tag später dürfen wir die Klinik verlassen. Beide sind wir glücklich und dankbar.

Der Chefarzt, ein Professor, hat mir einen Abschlussbericht in die Hand gedrückt. Er strotzt von Fremdworten. Das Wesentliche will ich mit meinen Worten formulieren: Es handelt sich um eine Verstopfung, die den Körper ausgetrocknet hat. Die Harnwegsinfektion hat vielleicht die Lauferei zur Toilette ausgelöst. Eine urologische Abklärung ergab eine Harnblasenentleerungsstörung. Weitere

Krankheitssymptome wurden nicht festgestellt, auch keine tumorverdächtigen Wandverdichtungen im gesamten Gastrointestinaltrakt (Magen-Darm-Bereich).

Ein böser Verdacht bleibt allerdings: Kann die Lauferei zur Toilette auch mit einer beginnenden Demenz zu tun haben?

In der Folge haben wir rund zwei Jahre Ruhe. Dann treten die gleichen Symptome wieder auf.

Fahrt in die Notaufnahme

September 2017. Meine Frau und ich haben „nano" gesehen, eine populäre Wissenschaftssendung im Vorabendprogramm. Nach den 19-Uhr-Nachrichten haben wir gegessen, noch einmal die Nachrichten um 20 Uhr geschaut und anschließend auf einem anderen Sender herrliche Tieraufnahmen genossen. Danach habe ich noch eine Stunde am Computer gesessen.

Um 21.45 Uhr komme ich ins Schlafzimmer. Meine Frau steht im Nachthemd vor ihrem Bett. Die Lichter brennen im Zimmer, auf dem Flur und im angrenzenden Bad. Sie zerrt an der Bettdecke und sagt: „Ich verschwinde noch einmal ins Bad!"

Offensichtlich ist sie aber gerade von dort zurückgekommen. Ich schließe die Augen und warte ab. Der gleiche Ablauf wiederholt sich: Sie kommt von der Toilette, hantiert am Oberbett, legt sich aber nicht hin.

Als es schließlich 22.50 Uhr geworden ist, hat sie in etwas mehr als einer Stunde elfmal die Toilette aufgesucht.

Also wieder das böse Spiel wie vor zwei Jahren. Wieder schlimme Ängste. Ich kann nicht schlafen.

Den ganzen nächsten Tag schaue ich mir die Lauferei noch an und bestelle dann wieder einen Krankenwagen. Sie soll erneut ins Bethesda-Krankenhaus.

Charlotte ist äußerst beunruhigt, sieht aber die Notwendigkeit ein. Laut stöhnt sie vor sich hin: „Oh, ich kann aber nicht allein dort sein!"

Wieder überwinde ich mich und verspreche, sie zu begleiten.

Ich gestehe, dass meine Liebesgefühle beeinträchtigt sind. Alles kommt mir spanisch vor, wie man so sagt. Meine Frau hat sich verändert.

Mit einem bekannten Psychiater führe ich ein Telefongespräch. „Das riecht nach Demenz!", sagt er kurz und knapp.

Mittags gegen 11.45 Uhr landen wir in der Notaufnahme des Krankenhauses. Mit dem Krankenwagen ist sogar ein Arzt gekommen. Den Diagnosebericht des Chefarztes vom letzten Krankenhausaufenthalt meiner Frau habe ich eingesteckt. Der Arzt im Krankenwagen notiert sich einiges im Computer.

Das Warten in der Notaufnahme ist bedrückend. Verständlicherweise kommen immer wieder Frauen und Männer, die schwere Verletzungen aufweisen, vor uns an die Reihe. Aber auch in der Notaufnahme muss meine Frau dauernd zur Toilette und wird dabei vom Pflegepersonal begleitet. Die Begleitpersonen ziehen die Stirn kraus. Man sieht ihnen an, dass sie das Verhalten meiner Frau nicht verstehen.

Gegen 15.30 Uhr sind wir endlich an der Reihe. Mit einer Zahl über Hundert werde ich aus dem Wartezimmer gerufen. Kann es sein, dass inzwischen über hundert Notfälle in der Klinik aufgenommen worden sind?

Zunächst soll meine Frau in einem Dreibettzimmer mit zwei anderen Frauen untergebracht werden. Beide leiden ebenfalls unter Darmproblemen.

„Muss das sein?", fragen meine Frau und ich. Deutlich sehe ich Charlotte ihre große Angst an. Es gelingt uns, erneut ein Zweibettzimmer mit Chefarztbehandlung zu bekommen.

Diesmal bin ich wesentlich besorgter und nervöser als vor zwei Jahren. Auch meine Frau ist schwächer und wackeliger auf den Beinen als damals. Ihre Verwirrung hat zugenommen. Sie bringt die Wochentage und die Monate durcheinander.

Die Angst sitzt uns beiden in den Gliedern. Mir fällt allerdings auf, dass Charlotte sich offensichtlich weniger betroffen fühlt. Trotz ihrer gezeigten Angst kann sie die Angelegenheit gelassener und unbelasteter beiseiteschieben.

Leider hat sich das Ess- und Trinkverhalten meiner Frau seit dem vorherigen Krankenhaus-Aufenthalt nicht nachhaltig gebessert. Vor der erneuten Klinikeinweisung hat sie regelmäßig viel geschlafen und mittags oft auf das Essen verzichtet. Die Ruhe war ihr wichtiger, sie schaltete ab und ließ die alltäglichen Probleme, die uns als Ehepaar und als Hausbesitzer angehen, nicht an sich herankommen. Auch an politischen Themen zeigte sie kein Interesse.

Die Demenz meldet sich zu Wort

Mir selbst fallen bei meiner Frau Veränderungen nicht besonders auf, aber Freunde und Bekannte bemerken bei ihr Eigenwilligkeiten im Denken und Verhalten. Wer Charlotte längere Zeit nicht gesehen und erlebt hat, registriert die Unterschiede: Sie zieht sich leichter und öfter als bisher zurück; sie braucht mehr Ruhe und Entspannung; sie meidet lange Gespräche; sie nimmt Probleme, kleine und große, nicht mehr so schwer wie früher.

Während ich diese Zeilen schreibe, lese ich in der Zeitung, dass die Ehe das Demenz-Risiko senkt. Das hat eine britische Studie ergeben. An der Untersuchung waren über 800.000 Personen beteiligt. Der Leiter der Studie sieht bei den Verheirateten eine gesündere Lebensweise, ein aktiveres Sozialleben, ein stärkeres Verzichten auf Alkohol und Nikotin, einen größeren Bewegungsdrang, ein Liebesgefühl, das beide Partner verbindet und das Zusammengehörigkeitsgefühl stärkt.

Ich muss mich fragen: Was ist in unserer Ehe geschehen, dass meine Frau in die Demenz geraten ist? Die mangelnde Bewegung ist bei uns sicherlich ein Problempunkt; Essen und Trinken habe ich ja bereits oben angesprochen.

Im nächsten Kapitel möchte ich einige Sachinformationen zum Thema Demenz geben, auch um den Lesern mein und Charlottes Verhalten besser verständlich zu machen. Ehepartner, Freunde und Kinder sind ja mitbetroffen und leiden mit, umso mehr, wenn sie das Krankheitsbild nicht kennen. Viele reagieren verständnislos und können sich in die Lage des Erkrankten nicht einfühlen. Das muss nicht sein.

Kapitel 2:
Was ist Demenz?
Was geschieht in Leib und Seele
der Betroffenen?

Um das Krankheitsgeschehen besser zu verstehen, ist eine sachliche Information notwendig. Dem dient dieses Kapitel. Es kann aber kein Fachbuch und keinen Ratgeber ersetzen. Solche gibt es bereits in ausreichender Anzahl, einige sind in den Literaturhinweisen am Ende meines Buches genannt. Ich beschränke mich in aller Kürze auf die wesentlichen Punkte. Hier und da wird auch mein persönliches Erleben zu Wort kommen.

Der Begriff „Demenz"

Das aus dem Lateinischen abgeleitete Wort „Demenz" meint wörtlich einen Zustand, bei dem man „ohne Verstand" bzw. „ohne Geist" ist. Das nimmt den daran Erkrankten aber trotz aller Not nicht das Menschsein, nicht die Menschenwürde. Schon deshalb kann hier Sterbehilfe keine Lösung sein. Und für betroffene Christen gilt: Sie sind und bleiben weiterhin Gottes Kinder. Gott liebt uns mit Fehlern, Krankheiten und Gebrechen. Er liebt uns mit den

Eigenarten unserer Persönlichkeit. Und das Wichtigste: Er ist für uns Sünder ans Kreuz gegangen.

Einige Zahlen

Aktuell gibt es in Deutschland nahezu zwei Millionen Demenzkranke mit unterschiedlichem Schweregrad. Es wird mit 300.000 Neuerkrankten jährlich gerechnet.

Global betrachtet kann man geradezu von einer Epidemie sprechen. Weltweit soll es über 50 Millionen Betroffene geben und jährlich zehn Millionen Neuerkrankungen. Bis zum Jahre 2050, sollte bis dahin keine durchgreifende Therapie gefunden sein, würde die Zahl der Kranken auf 150 Millionen steigen.

Die Mehrheit der Betroffenen ist älter als 80 Jahre. Ungefähr 70 Prozent sind Frauen. Nur etwa zwei Prozent aller Demenzkranken sind jünger als 65 Jahre.

Warum ist dieses Leiden derart verbreitet? Die Lebenserwartung ist gestiegen. Es gibt mehr alte Menschen, folglich gibt es auch mehr Demenz-Fälle. Da Frauen im Durchschnitt älter werden als Männer, sind sie stärker betroffen.

Eine weitere Ursache ist die Vereinsamung in unserer Gesellschaft. Die Zahl der Kleinfamilien und

Singlehaushalte nimmt zu. Viele Menschen vereinsamen nach dem Arbeitsleben. Egoismus und Selbstsucht werden großgeschrieben. Die Scheidungszahlen sind unverändert hoch.

Mir ist aufgefallen, dass Verheiratete, die eine problembeladene, konfliktreiche Ehe führen, ein höheres Risiko haben.

Was ist Demenz und wie wirkt sie sich aus?

Zunächst eine leicht verständliche Definition: Demenz wird durch eine Erkrankung im Gehirn hervorgerufen. Medizinisch handelt es sich um ein Syndrom, also um ein Krankheitsbild, ein Leiden mit bestimmten Erscheinungsformen. Es sind verschiedene Arten von Demenz bekannt. Die mit Abstand häufigste ist die Alzheimer-Krankheit. Auch eine fortgeschrittene Parkinson-Erkrankung kann mit Demenz einhergehen.

Wie wirkt sich Demenz aus, wie zeigt sich ihr Beginn? Vor allem darin, dass eine reibungslose Bewältigung vieler alltäglicher Tätigkeiten, wie sie etwa in der Haushaltsführung anfallen, immer weniger gelingen will. Wenn ich an meine Frau denke: Jahrelang hat sie für uns die Steuerangelegenheiten mit dem Finanzamt beziehungsweise dem Steuerberater geklärt und erledigt. Irgendwann meldete sich Abwehr – sie wollte nicht mehr und konnte es schließlich auch nicht mehr. Ich musste es akzeptieren und selbst dieses für mich unangenehme Geschäft übernehmen.

Auch das Verständnis komplexer Sachverhalte und Situationen lässt mehr und mehr nach, ebenso die Fähigkeit zu Problemlösung, Entscheidungsfindung, „Multitasking".

Des Weiteren sind Veränderungen in der Persönlichkeit zu beobachten. Meine Schwester und auch Freunde bemerkten das bei Charlotte. Intensive Gespräche und persönliche Kontakte werden als anstrengend empfunden; auch das traf auf meine Frau zu.

Zunehmende Vergesslichkeit ist ein ganz zentraler Punkt, Dinge werden verlegt oder gehen verloren, was natürlich besonders unangenehm und auch kostspielig ist bei Wertsachen, Dokumenten, Schlüsseln. Charlotte zum Beispiel verlor den Schlüssel ihres Bankschließfachs. Noch schlimmer ist es natürlich, wenn vergessen wird, dass der Herd noch an ist.

Mit der Vergesslichkeit hängt die Desorientierung zusammen, ein weiteres Symptom. Man verläuft sich, weiß nicht mehr, wo man ist, findet nicht mehr nach Hause zurück. Als ich meine Frau eines Tages im Pflegeheim besuchte, fand ich sie nicht in ihrem Zimmer. Auf dem Flur saßen einige Frauen und Männer, die sich unterhielten. Eine ältere Dame lächelte und winkte mich an ihren Stuhl. Sie flüsterte mir ins Ohr: „Ihre Frau liegt in meinem Zimmer. Ich saß hier schon am Tisch. In meinem Zimmer steht das Bett am Fenster – wie im Zimmer Ihrer Frau. Sie hatte ihre Zimmernummer vergessen und landete bei mir, weil ich den Raum nicht abgeschlossen hatte." Ich ging in das genannte Zimmer und fand Charlotte schlafend im fremden Bett. Als ich sie weckte und sie sich umschaute, entdeckte sie ihren Irrtum überhaupt nicht.

Und noch ein weiteres Symptom: Das flüssige Sprechen wird schwieriger, Wörter fallen einem nicht mehr ein.

Manchmal treten auch Wahnvorstellungen und Halluzinationen auf.

Alle bisher aufgezählten Probleme und Defizite lassen sich unter dem Begriff „kognitive Beeinträchtigung" zusammenfassen („kognitiv": das Wahrnehmen, Denken, Erkennen, Verstehen betreffend).

Aber auch die Gefühlswelt ist betroffen. Betroffene können unter Angst und Depressionen leiden, vor allem, wenn sie überfordert werden.

Und auch das körperliche Verhalten verliert sein gesundes Gleichgewicht. Es können ein gestörtes Essverhalten, eine Vernachlässigung der Körperpflege, die Umkehrung des Tag-Nacht-Rhythmus, Unruhe und Aggressivität auftreten.

Unnötig zu erwähnen, dass ab einem bestimmten Punkt die Geschäftsfähigkeit nicht mehr gegeben ist.

Demenz kann unseren Lebensstil spiegeln

Ein Gesichtspunkt, der in vielen Untersuchungen kaum berücksichtigt wird: Wie ist der Zusammenhang zwischen Demenz und Lebensstil?

Zum Lebensstil und seiner Fundierung gehören: der Inhalt meiner Grundüberzeugungen, meine Weltanschauung, mein persönlicher Glaube, meine Denk-, Lebens- und Arbeitsgewohnheiten.

Der Lebensstil spiegelt die Kernpunkte meiner Persönlichkeit wider, und zwar positive und negative. In ihm wird sichtbar, wie ich umgehe mit Ehrgeiz, Konkurrenzstreben, Anerkennungsstreben, Erwartungsdruck, Multitasking, Perfektionismus, Idealismus, Minderwertigkeitsgefühlen, materiellen Wünschen, dem Gefühl des Zu-kurz-gekommen-Seins, hohen Selbstansprüchen, dem Mich-Vergleichen mit anderen.

Der Lebensstil eines Menschen beeinflusst die Ausprägung der Demenz; Charakter und Persönlichkeit spiegeln sich in der Demenz wider.

Die Forschung hat überzeugend belegt, dass der Erkrankte seinen Lebensstil auch in der Demenz fortsetzt. Seine inneren Bedürfnisse, die seinen Charakter geprägt haben, werden in den Symptomen der Demenz deutlich. So wird jemand, der schon immer ein introvertierter, nach innen gekehrter Mensch gewesen ist, vieles nach innen verlagern und noch stiller werden. Bei meiner Frau – die immer Freiräume brauchte, die sie entlasteten – merkte ich, dass sie während der Krankheit unnötige Lasten, die ihr das Leben schwer machen wollten, ablegte.

Was sollten Partner und Angehörige bedenken?

Die Veränderungen in Persönlichkeit und Verhalten der erkrankten Person können im Partner beziehungsweise in anderen nahestehenden Menschen Widerstand, Ablehnung und Entfremdungsgefühle hervorrufen.

Die Kommunikation mit Menschen, die eine beginnende bis mittelschwere Demenz aufweisen, ist nicht einfach. Was Angehörige vermeiden und was sie bedenken sollten:

- Behandeln Sie den Betroffenen nicht von oben herab, auch nicht bevormundend wie ein Kind, das vieles nicht versteht.
- Seien Sie vorsichtig mit Vorwürfen. Die demente Person deutet sie womöglich falsch, denn ihre „Logik" hat sich verändert.

- Reagieren Sie einfühlsam.
- Zeigen Sie deutlich Ihre Liebe – das gilt besonders für Eheleute. Liebe stärkt die Beziehung, schenkt Geborgenheit, verringert den Abstand zum Betroffenen.
- Seien Sie bei Gesprächen und bei der Weitergabe von Informationen langsam. Der Demente hat jegliche Schnelligkeit eingebüßt. Alles ist verzögert, nicht nur das Sprechen, auch das Denken, die Einordnung von Begriffen.
- Schauen Sie den Erkrankten an und seien Sie dicht bei ihm. Wer anderweitig mit seinen Augen beschäftigt ist, bekräftigt seinen inneren Abstand und vergrößert die Distanz.
- Bringen Sie kleine Geschenke mit, besonders wenn der demente Mensch nicht mehr zu Hause lebt, sondern in einem Heim oder einer anderen entsprechenden Einrichtung. Geschenke erfreuen und schaffen eine liebevolle Stimmung.
- Singen Sie mit dem Betroffenen vertraute tröstliche Lieder. Der gemeinsame Gesang verbindet.
- Lesen Sie gemeinsam eine Andacht. Je fortgeschrittener die Krankheit, desto kürzer die Texte.
- Nehmen Sie beim Gebet den Partner oder die Partnerin fest in die Arme. Die Innigkeit tröstet und die gegenseitigen Gefühle bleiben positiv.
- Berührungen sind sehr wichtig. Immer wenn ich Charlotte besucht habe, haben wir uns geküsst,

ich habe sie gestreichelt, ihre Hände gehalten. Berührungen festigen die Liebesgefühle, wirken dem Zweifel und der Unruhe entgegen, stärken das Vertrauensverhältnis.

Wo steht die Demenz-Forschung heute?

Die Computertomografie ermöglicht es inzwischen, im menschlichen Gehirn Umbauprozesse nachzuweisen. Man hat festgestellt, dass neue Verknüpfungen von Nervenzellen möglich sind, ja dass es sogar zur Neubildung von Nervenzellen kommen kann, wenn Menschen sich körperlich und geistig aktiv beschäftigen.

Bekannt wurde die sogenannte „Nonnenstudie", eine Langzeitstudie in den Vereinigten Staaten mit mehreren Hundert Ordensschwestern, die im Kloster ein gesundes und geregeltes Leben führten, das aktiv, manuell und geistig anspruchsvoll, kreativ und sinnhaft gestaltet war. Überraschend war, dass bei der Untersuchung der Gehirne von einigen Nonnen, die bis ans Lebensende geistig aktiv waren, die typischen Anzeichen der Alzheimer-Krankheit festgestellt wurden – ohne dass die Krankheitssymptome sich zu Lebzeiten zeigten! Offensichtlich hat eine positive Art der Lebensführung einen erheblichen Einfluss darauf, ob eine Demenz auftritt. Aus der genannten Studie lässt sich einiges darüber lernen, wie der Krankheit entgegengewirkt werden kann.

Die Salutogenese – ein Bewusstseinswandel

Das Forschungsgebiet der Salutogenese beschäftigt sich mit der Entstehung von Gesundheit (lateinisch „salus" bedeutet „Gesundheit"). Die Frage lautet: Woran liegt es, dass bestimmte Personen seltener krank werden und schneller wieder gesunden? Fachleute haben übereinstimmend einen klar umrissenen Personenkreis ausgemacht. Es sind Menschen, die

- ohne innere Widersprüche leben;
- an sich glauben und überzeugt sind, dass alles wieder gut wird;
- einigermaßen im seelischen Gleichgewicht leben;
- ihr Leben mit Zuversicht und Vertrauen gestalten;
- nicht ängstlich in die Zukunft schauen;
- einen Sinn im Leben entdeckt haben.

Diese Einstellungen und diese innere Haltung, davon gehen die Wissenschaftler aus, setzen besondere Botenstoffe frei, die die Ausschüttung von Wachstumshormonen auslösen und die Nervenzellen anregen, neue Verbindungsstellen zu bilden, sich neu zu verknüpfen und auf diese Weise das Gehirn besser arbeiten zu lassen.

Menschen dagegen, die ihre Probleme als unlösbar ansehen, die freudlos und unglücklich leben, die ihr Leben als sinnlos empfinden, sind in der Regel von dieser „Neuverschaltung" im Gehirn ausgeschlossen.

Heute geht es Hirnforschern, Medizinern und Fachleuten ganz allgemein darum, neue Möglichkeiten und Lösungsansätze zu entwickeln, um die Demenz aufzuhalten; Angst, die ja eigentlich lebensnotwendig ist, in fruchtbare Bahnen zu lenken und Bewältigungsstrategien zu finden.

Dabei geht es nicht um eine Veränderung der Verhältnisse, es geht um eine Veränderung der Gesinnung, eine neue Einordnung. Eine neue Bewertung schafft auch eine neue Lebenshaltung. Wem diese Veränderung der Wahrnehmung gelingt, bei dem werden im Körper Veränderungen erzeugt. Die Hormone Dopamin und Endorphin werden ausgeschüttet, die eine positive Stimmung auslösen. Diese Menschen spüren Erfolgserlebnisse. Keine Frage: Wer das Leben bejahen kann, wer sich mutig dem Alltag mit seinen Sorgen und Problemen stellt, wer sich imstande sieht, alles zu meistern, der baut Kraft in Leib, Geist und Seele auf. Die Demenz kann verhindert oder aufgehalten werden.

Vorbeugende Maßnahmen

Die Demenz macht am Anfang kaum Probleme. Der Betroffene hat keine Schmerzen. Kleine Fehler und kleine Schwachheiten werden nicht als bedrohlich oder als warnende Vorzeichen wahrgenommen, vielleicht auch ignoriert oder verdrängt. Wenn wir nichts dagegen tun, geht es schnell bergab.

Wichtig für die Verhinderung der Demenz ist es, die Risikofaktoren zu kennen, um bereits im Vorfeld vorbeugend tätig werden zu können:

- Diabetes,
- Bluthochdruck,
- Übergewicht und Fettstoffwechselstörungen,
- Herzkrankheiten und Durchblutungsstörungen.

Diabetes muss soweit wie möglich verhindert werden. Vor allem der Typ-2-Diabetes, man spricht von Altersdiabetes, erhöht den Blutzuckerspiegel, der wiederum den Nervenstoffwechsel schädigt. Der Glukosehaushalt des Körpers ist gestört.

Neben Diabetes gehört der Bluthochdruck zu den häufigsten Zivilisationskrankheiten. Er geht einher mit Bewegungsarmut und mit Übergewicht. Oft kommen seelische Belastungen und Stress mit Schlafstörungen hinzu.

Demenz ist oft mit einer Störung der Nierenfunktion verbunden. Auch bei meiner Frau war das der Fall. Nieren sind eine wichtige Kläranlage im Körper, um Giftstoffe herauszufiltern. Wenn die Nieren diese Aufgabe nicht mehr angemessen erfüllen können, spricht man von Niereninsuffizienz. Es versteht sich von selbst, dass nicht nur die Nieren Schaden nehmen, sondern ebenso Herz und Gefäße, Gehirn und Darmtrakt.

Hilfreich ist es, einmal im Jahr einen gründlichen Gesundheitscheck vornehmen zu lassen.

Eine gesunde Ernährung ist ein wesentlicher Baustein für ein Antidemenz-Programm. Obst und Gemüse, vor allem mehr Fisch als Fleisch oder gar Umstellung auf vegetarische Ernährung. Zu nennen ist hier die sogenannte mediterrane Kost.

Auch der Schlaf spielt eine große Rolle. Denn nachts werden Stoffwechselschlacken vom Immunsystem entsorgt. Schlafstörungen verhindern die Entschlackung. Wir alle wissen, dass ein gesunder Schlaf unsere Ausgeglichenheit und unsere Konzentrationsfähigkeit garantieren. Schlafmittel können nur kurzfristig helfen.

Hobbys, die wir pflegen, halten gesund, fördern die Zufriedenheit und die Ausgeglichenheit. Sie können uns stundenweise völlig in Anspruch nehmen. Wir vergessen den Alltag und seine Probleme.

Das Thema Bewegung bleibt bei der Demenz-Prophylaxe das Hauptproblem. Ich kann nur gestehen, dass meine Frau und ich uns an diesem Punkt versündigt haben. Wir haben uns immer wieder vorgenommen, uns mehr zu bewegen, öfter spazieren zu gehen, und haben es unterlassen.

Alle Fachleute gehen davon aus, dass ein generelles Bewegungstraining die Nervenzellen vor dem Abbau schützt und das Gehirn besser arbeiten lässt. Die Herzleistung wird verbessert. Die Durchblutung wird gefördert. Die Gelenke bleiben beweglich. Die Sturzgefahr wird verringert.

Experten wünschen sich ein Ausdauertraining. Die Aktivierung der Muskeln produziert hormonähnliche Botenstoffe. Die Durchblutung wird, wie gesagt, gestärkt, das Immunsystem gekräftigt. Die Knochenbildung wird angeregt und dadurch der Osteoporose entgegengewirkt.

Es geht hier natürlich überhaupt nicht um Leistungssport. Schon ein regelmäßiges Laufen, Radfahren, Schwimmen und die alltäglichen Bewegungsmöglichkeiten wie etwa das Treppensteigen genügen. Also: Meiden Sie den Aufzug.

Auch das Tanzen ist eine effektive Vorsorge gegen die Demenz. Lebensfreude stärkt den Menschen vom Scheitel bis zur Sohle.

Ganz allgemein gilt: Bewegung entspannt. Der Kopf wird frei für neue Pläne und Vorhaben.

Zum Thema Tee und Kaffee ist zu sagen: Besonders der grüne Tee, der in Japan eine große Rolle spielt, schafft verbesserte Leistungen im Gehirn. Und auch Koffein kann Ablagerungen im Gehirn bei Alzheimer reduzieren, wenn auch nicht so wirkungsvoll wie Grüntee.

Vitamine sind wichtige Antidemenz-Substanzen. Um der Demenz vorzubeugen, sollte der Vitaminhaushalt vom Arzt sorgfältig geprüft werden. Der biochemische Stoffwechsel sorgt dafür, dass das Gehirn gut arbeitet.

Nach diesen knappen Informationen über den Problemkreis Demenz kommen im nächsten Kapitel die speziellen Belastungen meiner Frau zur Sprache und wie wir beide damit umgegangen sind.

Kapitel 3:
Demenz und Lebensstil meiner Frau

Der Lebensstil eines Menschen ist immer auch ein Wegweiser durch eine auftretende Demenz. Bei meiner Frau tritt das deutlich zu Tage.

Wir beide sind Ehe- und Familienseelsorger. Im Mittelpunkt steht bei allen Beratungen der Lebensstil, er kennzeichnet die Einstellungsmuster und die Denk- und Verhaltensweisen unserer Persönlichkeit. Unser gesamtes Leben mit all seinen Gewohnheiten und Verhaltens- und Denkmustern, spiegelt unsere Einstellung wider. Dieser Lebensstil wirkt sich im Fall einer Demenzerkrankung dann auch in deren Merkmalen aus.

Bezogen auf meine Frau: Bestimmte Symptome der Demenz kommen dem Lebensstil meiner Frau in gewisser Weise entgegen. Es fällt Charlotte leichter, belastende Probleme beiseitezuschieben und unerreichbare Wünsche aufzugeben. Sie interessieren sie nicht mehr. Tiefe Gespräche darüber sind unmöglich.

Ein Ereignis am Rande mag das veranschaulichen. Eine Mitarbeiterin der Geschäftsleitung im Seniorenzentrum besucht meine Frau einige Male in ihrem Zimmer. Sie kennt uns beide, weil wir vor vielen Jahren Kontakt mit ihrem Vater gehabt haben. Die Gespräche sollen positiv für den Vater und für sie gewesen sein.

Zwei große Fotos in schönem Rahmen schenkt sie meiner Frau. Das eine Foto ist mit Charlottes Namen gekennzeichnet; bei dem anderen steht ein Wort, das ihr meine Frau als Lebensmotto genannt hat: „Man muss sich Freiräume schaffen!"

Diese Aussage bezeichnet präzise Charlottes Lebensstil – und wie sie die Demenz erlebt. Sie braucht Freiräume und Entlastung, sie sehnt sich nach Freiheit von Verantwortung.

Diese Freiräume bedeuten allerdings zugleich Einengung und Eingrenzung. Der kranke Mensch verlässt seltener sein Zuhause. Besuche werden nur noch selten gemacht. Die Beweglichkeit geht zurück, die Wahrnehmungsfähigkeit nimmt ab, das Erinnerungsvermögen wird schlechter, die Kontaktbereitschaft lässt nach – der Rückzug ist gewollt.

Der demente Mensch lebt unbewusst seinen Stil. Er stimmt mit sich überein und praktiziert das, was seinen Charakter geprägt hat. Darum entsprechen viele Eigenheiten der Demenz seinem ureigenen Lebensgefühl.

„Das weiß ich nicht!"

Wie im vorhergehenden Kapitel gezeigt: Die Vergesslichkeit ist ein Hauptmerkmal der Demenz.

Ich frage meine Frau beim Kaffeetrinken und bei anderen Gelegenheiten: „Was hast du heute Mittag gegessen?" Oder: „Hat dich gestern jemand besucht?" Oder auch: „Warum willst du jetzt nicht mit mir Kaffee trinken? Der Kuchen und der Kaffee stehen auf dem Tisch!"

Oft antwortet sie dann: „Das weiß ich nicht!"

Diese Antwort könnte man auch so deuten: „Es interessiert mich nicht, zwing mich bitte nicht zum scharfen Nachdenken. Ich will meine Ruhe, ich brauche Freiräume, ich will keinen Stress."

Vergesslichkeit hat eine Schutzfunktion. Sie will uns entlasten. Darum gehört die Vergesslichkeit bei vielen Dementen zum „Inventar".

Die Aufnahmefähigkeit ist bei Dementen stark eingeschränkt. Wenn ich Charlotte besuche, lese ich gern aus einem Andachtsbuch die Auslegung für den Tag. Sie freut sich darüber. Aber einige Male stelle ich fest, dass zu ausführliche Textpassagen ihr Fassungsvermögen übersteigen. Sie schaut an mir vorbei und ist gedanklich woanders. Auch hier gilt: In der Kürze liegt die Würze.

Ein Psychiatrie-Facharzt untersucht Charlotte

Wie wird bei meiner Frau die Demenz festgestellt? Wie oben berichtet, ist sie 2017 erneut in der Klinik, um ihr übermäßig häufiges Toilettenlaufen untersuchen zu lassen. Gleichzeitig wird der Pflegegrad ermittelt.

Im Krankenhaus besucht ein Psychiater aus Wuppertal meine Frau, um sie auf Demenz zu untersuchen. Zuerst malt er einen großen Kreis auf ein Blatt Papier. Er bittet meine Frau, in den Kreis das Zifferblatt einer Uhr einzuzeichnen. Sie trägt alle Zahlen sorgfältig ein. Dann bittet er sie, die genaue Uhrzeit einzuzeichnen. Alles klappt.

Aber den richtigen Monat und den richtigen Wochentag weiß sie nicht. Fragen, die die Gegenwart betreffen, werden von ihr ungenau beantwortet. Nach Rücksprache mit Ärzten und Schwestern, die Charlotte in den vergangenen Wochen erlebt haben, wird der Pflegegrad drei festgelegt und eine Demenz von etwa 50 Prozent konstatiert.

Unangenehme Begleiterscheinungen

Im Krankenhaus muss zunächst Charlottes Verstopfung gelöst werden. Ich bleibe in einem Zweibettzimmer bei ihr.

Die Nächte sind für mich entsetzlich. Nicht eine Stunde finde ich Schlaf. Alle paar Minuten läuft meine Frau zur Toilette. Wir unterlassen es, jeweils eine Nachtschwester zu bemühen.

Einen Tag später erhält sie einen Blasenkatheter, um die Lauferei überflüssig zu machen. Zugleich bekommt sie eine Infusion mit Flüssigkeit und Nährstoffen.

Dieses Arrangement – Katheter, Infusionsnadel und -schlauch – ist ihr ein Dorn im Auge. Ihre Ruhe ist dahin. Sie liegt wach, zerrt immer wieder am Katheter und versucht, den zugehörigen Auffangbehälter, der am Bett hängt, abzumachen.

Ich versuche mehrmals, ihr deutlich zu machen, dass sie sich selbst damit nichts Gutes tut und Gefahr läuft, aus der Klinik entlassen zu werden. Vergeblich. Sie gibt das Zerren am Katheter und am Behälter nicht auf. Plötzlich hat sie es abgelöst. Ich sehe, wie sie es in den Papierkorb wirft.

Entsetzt rufe ich die Nachtschwester. Die macht meiner Frau liebevoll und doch bestimmt deutlich, dass das nicht geduldet werden kann, und schaltet die Apparatur ab.

Ich kann mich mit meiner Frau anschließend nicht sachlich und ruhig über den Vorgang unterhalten. Auch am nächsten Tag nicht.

Reales und Irreales vermischen sich in Charlottes Wahrnehmung. Die Demenz hat ihr einen Streich gespielt. Sie hat sich ein Bild im Kopf zurechtgelegt, das ihren Vorstellungen und Erwartungen entspricht. Deutlich wird: Die demente Person setzt ihren Willen durch, reagiert mit ihrer eigenen „Logik".

Die Infusionsnadel ist im Arm geblieben. Offensichtlich will man einen neuen Versuch starten.

Wir sitzen eine Nacht später nebeneinander auf meinem Bett. Mit Kopfhörer schauen wir beide die Nachrichten im Fernsehen.

Der Arm mit der langen Nadel darin lässt ihr keine Ruhe. Immer wieder schiebt sie den Verband über der Nadel beiseite. Sie möchte sie am liebsten herausreißen.

Ich bin verärgert und lasse sie das spüren. Aber sie will – gegen alle Einsicht – die Nadel herausziehen.

Nachdem der Fernseher abgeschaltet ist, legt sie sich schlafen. Aber das Geziehe und Gezerre am Arm nimmt kein Ende.

Plötzlich springt sie auf, sie hält die Nadel in der Hand. Aus dem Arm blutet es. Dicke rote Tropfen fallen auf das Nachthemd und auf den Bettbezug.

Wieder rufe ich die Nachtschwester. Die schüttelt verständnislos den Kopf. Alles wird wieder fest und sicher verbunden.

Auch hier hat sich gezeigt: Eine Einsicht in die reale Notwendigkeit einer bestimmten (unangenehmen) Maßnahme ist bei der dementen Person nicht vorhanden.

Zwei positive Erlebnisse

Als die Klinik ihre Arbeit für beendet hält, meine Frau sich aber noch nicht in der Lage fühlt, wieder nach Hause zu kommen, entscheiden wir uns für eine Kurzzeitpflege in der Seniorenresidenz der Schwestern, einige Häuser hinter dem Krankenhaus gelegen.

Keine Frage, der Umzug in ein neues Zuhause bedeutet neue Herausforderungen für eine demenzkranke Person: Neue Räume, neue Umgebungen, neue Gesichter und neue Lebensumstände bringen den Menschen durcheinander, erzeugen Abwehr.

Die Seniorenresidenz mit alten Schwestern und Pflegebedürftigen in Kurzzeit- und in Langzeitpflege lädt zu unterschiedlichen Zeiten im Jahr Klavierspieler, kleine Orchester, Chöre und Vorleser ein, um den Heimbewohnern Abwechslung und Unterhaltung zu bieten.

Als ich im November meine Frau besuche, wird gerade das kleine „Johann-Strauss-Orchester" für den Nachmittag angekündigt. Viele Heimbewohner, darunter auch Demente, nehmen gern an der Veranstaltung teil. Erinnerungen an bekannte Stücke, flotte Walzer und beschwingte Melodien werden in ihnen geweckt. Sie erinnern sich gern. Sie müssen nicht reden, nachdenken oder geistig arbeiten.

Auch meine Frau ist Feuer und Flamme. Sie dirigiert ab und zu mit den Händen mit und wiegt den Kopf im Takt der Musik. Viele Melodien sind ihr geläufig.

Der Dirigent hat den Besuchern Mut gemacht mitzusummen, wenn Texte und Melodien ihnen bekannt vorkommen. Viele Gäste fühlen sich angesprochen. Eine Welt von früher wird in ihnen wieder lebendig. Eine Stunde lang bringt das Orchester viele Zuhörer auf andere Gedanken. Für Demente eine wohltuende Abwechslung.

Einige Tage vor dem ersten Advent wird ein Zither-Spieler angekündigt. Er gibt jedes Jahr vor oder in der Adventszeit ein kleines Konzert mit seinem Instrument und singt mit den Besuchern Weihnachtslieder.

Meine Frau ist wieder voll dabei. Eine andere Welt wird für kurze Zeit wieder zum Leben erweckt.

Dann singen wir gemeinsam Weihnachtslieder. Ich halte ein Weihnachtsliederbuch in der Hand, das speziell für Demenzkranke zusammengestellt ist. Es ist erwiesen, dass Singen – neben der liebevollen Zuwendung – ein wichtiger, ja manchmal der einzige Zugang zu dementen Menschen ist. Für sie ist es oft schwierig, bei Wiederholungen im Text hin und her zu springen, weshalb der Refrain bei jeder Strophe wiedergegeben ist. Die bekannten Weihnachtslieder sind in großer Schrift und gut lesbar gedruckt.

Viele singen mit – und viele haben die Texte der bekannten Lieder im Kopf. Auch meine Frau singt mit innerer Beteiligung mit, kennt etliche Lieder und zahlreiche Strophen auswendig.

Ältere Menschen singen oft tiefer und langsamer als junge. Sie benötigen zwischen den Versen und Strophen mehr Atempausen.

Hinter uns sitzt ein Demenzkranker. Er war vor Jahren Pfarrer in einer nahe gelegenen Gemeinde. Hier sehen wir uns wieder. Bei einem nicht so geläufigen vorweihnachtlichen Gemeindelied, das einige nur leise mitsummen, erweist sich der Pfarrer als Kenner. Er singt einige Strophen auswendig. Seine Stimme klingt frisch und jugendlich. Viele klatschen anschließend. Er strahlt und fühlt sich angenommen.

Schlaf als Freiraum

Sich Freiräume zu verschaffen ist der Lebensstil meiner Frau. Das wirkt sich auch in ihrer Demenz aus.

Eines Tages besuche ich sie, sie liegt im Bett und schläft. Da ich in ihrem Zimmer Geräusche mache, wird sie wach. Sie strahlt, dass ich da bin, und sagt: „Schön, dass du da bist! Dann lass uns beide erst schlafen."

Kein weiterer Gedanke darüber, dass das in ihrem Einbettzimmer gar nicht geht. Dass ich nur zu Besuch bei ihr bin, ist ihr nicht bewusst. Sie spricht ihre Wünsche und ihre Vorstellungen klar aus.

Ich bin verwundert, sage aber nichts.

Sie dreht sich zur Seite, schließt die Augen und bleibt seelenruhig liegen. Ich setze mich auf einen Stuhl, der am Bett steht, und warte.

Eine Stunde lang lasse ich sie schlafen. Mir fällt auf, dass sie in dieser Stunde ohne die geringste Körperbewegung liegt. Kein Muskel zuckt, keine Veränderung im Gesicht, nicht die leiseste Unruhe. Bei Schlafenden ist es sonst normal, dass es im Gesicht oder an der Stirn mal zuckt. Das Gehirn arbeitet im Traum oder im Unterbewussten. Bei Charlotte dagegen: Ruhe, Schweigen.

Meine Vermutung bleibt: Ihr stiller Kampf um Freiräume ist so stark, dass sie alle Strapazen, jede Verantwortung, jedes unnötige Nachdenken beiseiteschiebt.

Nach einer Stunde wecke ich sie schließlich.

Ich möchte dieses Beispiel auch benutzen, um allen, die Ähnliches mit Demenzkranken erleben, zu sagen: Der Demente schafft sich auf seine Weise Freiräume, lebt seinen Stil.

Eine Helferin, die meine Frau im Laufe des Tages besucht hat, berichtet mir, dass sie meine Frau gefragt hat: „Worüber sollen wir uns unterhalten? Was möchten Sie ansprechen?" Ihre Antwort: „Bitte keine Gespräche, halten Sie meine Hand! Das tut mir gut!" Auch das passt zu ihrem Lebensstil, denn seit ein paar Jahren geht meine Frau anstrengenden Gesprächen aus dem Weg.

Ergänzend sei gesagt, dass es zu dem Typ des Dementen, der sich still und ruhig zurückzieht, einen Gegentyp gibt. Er ist dadurch gekennzeichnet, dass er laut und aggressiv wird.

Die besondere Chance der Christen

Welche Rolle spielt es, ob eine demenzkranke Person gläubiger Christ ist? Immerhin sind für Christen der gefundene Lebenssinn, ein inneres Gleichgewicht, das Vertrauen auf Gottes Führung, die Geborgenheit in Gott eine Selbstverständlichkeit – alles Dinge, die sich positiv auf den Lebensstil auswirken.

Der lebendige Glaube ist kein frommer Wunsch, keine Einbildung, keine Schönrederei, auch keine Kraftmeierei. Er bewegt den Menschen, schenkt Lebensfreude und die Zuversicht, nach dem Tod in ewiger Gemeinschaft mit und bei Gott zu leben.

Meine Frau ist dement. Und doch erlebe ich oft, wenn ich sie besuche, dass das gemeinsame Gebet vor dem Weggang ihr Kraft verleiht, neue Geborgenheit schenkt und sie sich gehalten, getragen und geführt sieht.

Gefühle der Einsamkeit, des Sich-unglücklich-Fühlens oder der völligen Verzweiflung werden durch den festen Glauben an den Halt im Leben gemildert. Weil der Glaube meine Frau und mich schon jahrzehntelang geprägt hat, wird es uns auch geschenkt, eine bestimmte Gelassenheit und ein Gefühl der Geborgenheit zu erleben.

Der Abschiedsschmerz ist jedes Mal groß, aber ich spüre zugleich, dass meine Frau in ihrer Demenz auch ihre Wünsche und Ansprüche umsetzt. Sie kann selbstvergessen Tag und Nacht zubringen. Sie lebt in ihrer Welt und will sich darin wohlfühlen.

Hat unser Leben Sinn?

Es gibt zwei griechische Begriffe, die klar unterscheiden zwischen einem genussvoll-glücklichen Leben und einem sinnerfüllt-glücklichen Leben: Hedonismus meint das vom Lustprinzip beherrschte Leben; die Eudämonie dagegen ist die Glückseligkeit aufgrund einer gelungenen Lebensführung.

Ein Tier lebt gemäß seinen Instinkten und seiner Triebgebundenheit. Es lebt ein Leben ohne gedachte oder gewollte Zukunft. Es fragt nicht nach dem Woher und nicht nach dem Wohin. Es fragt nicht nach seiner Zukunft, nicht nach dem Sinn des Lebens.

Sinnvolles Leben des Menschen dagegen bedeutet: Er sieht einen Lebenszweck, weil Gott regiert; er weiß sich geführt, geliebt und geschützt; als Christ nimmt er alles aus Gottes Hand, denn er weiß, Freud und Leid müssen zuvor an Gott vorbei.

Solche Menschen denken positiver, leben leichter und gelassener, sind zufriedener und ausgeglichener.

Ich glaube, dass Menschen mit diesem Glaubensprofil eher ein höheres Alter erreichen und eine entsprechende innere Haltung das Risiko von Demenz vermindert.

Meine Frau und ich haben immer diesen Sinn im Leben gesehen. Mich hat die Kriegsgefangenschaft umgekrempelt; dieses Erleben hat mich motiviert, Verbrechen zu verhindern, menschlich und friedlich miteinander umzugehen, Vergebung und ein positives Miteinander zu praktizieren.

Meine Frau hat als Christin einen Sinn in unserer Ehe gesehen, ebenso Sinn und Selbstverwirklichung in Beratung und Seelsorge, letztlich einen Sinn in allem, was ihr widerfährt.

Sie nimmt die Symptome ihrer Demenz hin, weil sie sich von Gott geführt, gehalten und getragen fühlt. Darum kann sie die vielen Stunden des Alleinseins im Pflegeheim ertragen. Sie fühlt sich bei Gott aufgehoben und geborgen und weiß: Er bestimmt ihr Leben, bestimmt das Maß von Leiden und Schmerzen, die Demenz, das Lebensende.

Das heißt nicht, dass man als Christ unfehlbar ist. Vielleicht haben wir auch zu wenig vorbeugend gegen eine Demenzerkrankung getan. Mehr Bewegung etwa hätte uns gutgetan, ich habe es schon erwähnt. Jeder Mensch, ohne Ausnahme, hat seine Stärken und Schwächen, hat Gaben, die ungenutzt bleiben, Fähigkeiten, die er nicht sieht. Mit dem Wissen um diese verpassten Möglichkeiten muss ich leben. Dennoch ist auch das in Gott aufgehoben.

Viele Prägungen des Lebens bleiben erhalten

Bestimmte Handlungsmuster, die wir in Kindheit und Jugend gelernt haben, bleiben erhalten. Auch bei einer Demenz geht nicht alles davon verloren.

Zum Wohlbefinden gehört ein bestimmtes Raumgefühl. Unser Zuhause kennen wir in- und auswendig. Wir gehen sicher und gelassen durch unsere Wohn- und Schlafräume. Wir kennen alle Ecken und Kanten. Darum sind räumliche Veränderungen für Demenzkranke besonders schlimm.

Meine Frau wird in zwei Monaten dreimal verlegt. Erst kommt sie in die Kurzzeitpflege, dann von dort in die Vollzeitpflege. Und weil sie mit einer älteren Dame, die im Zimmer nebenan schläft, aber die Toilette mit ihr teilen muss, Schwierigkeiten bekommt, wird sie ein drittes Mal verlegt.

Diese Verlegungen, die ja immer einen Raumwechsel bedeuten, sind für Demente eine Strafe. Sie können solche Veränderungen nur schlecht verkraften. Die alten Räumlichkeiten schweben ihnen immer noch vor Augen. Sie bringen ständig ehemalige Flure, Räume, in denen Gegenstände aufbewahrt werden, vorherige Schlafzimmer und Toiletten mit ihrem jetzigen Aufenthaltsort durcheinander.

So auch bei Charlotte. Nach ihrer dritten Verlegung wähnt sie sich zuweilen immer noch in ihrem alten, also unserem gemeinsamen Zuhause: „Bringst du mich nach oben ins Bett?" Oder: „Gehst du mit mir nach unten zum Fernsehen?"

Selbst in ihrem Heimzimmer muss ich ihr den Weg zur Toilette zeigen. Die befindet sich zwar im Raum, aber sie fragt: „Führst du mich zur Toilette?"

Sie lebt in ihrer Welt und kann die neuen Räumlichkeiten (noch) nicht recht einordnen. Die Umstellung braucht Zeit.

Motivation und Gehirn

Welche bewussten oder unbewussten Wünsche und verborgenen Absichten treiben uns an, welche machen uns Probleme? Das sind Fragen, die Gesunde wie Demente betreffen. Beweggründe, Motive und Selbstmotivation spielen im Leben eines Menschen eine große Rolle.

Wenn wir einen Menschen verstehen wollen, müssen wir diese Beweggründe erkennen. In der Bibel, in den Sprüchen Salomos, steht ein hilfreicher Gedanke, der deutlich macht, worauf es ankommt: „Der Mensch hält alles, was er tut, für richtig; der Herr aber prüft die Beweggründe" (Sprüche 16,2).

Für ein zufriedenes Leben – auch im geistlichen Sinne – müssen die versteckten Wünsche, Antriebe und Hintergründe herausgearbeitet werden. Gott schenkt uns ein neues Leben, wenn wir ihm diese oft unbewussten Wünsche und Ziele, die wir verfolgen, ausliefern.

Werden diese Motive nicht klar und deutlich sichtbar gemacht, betreibt der Seelsorger Symptomkosmetik. Der Mensch will Christus gehören, aber unerkannte Beweggründe verhindern eine innige und beglückende Beziehung. Wir sehen die Probleme (Streit, Unzufriedenheit, Zwänge, Alkoholismus, Rechthaberei, falsches Nachgeben usw.), aber wir erkennen nicht die wahren Gründe.

Um etwas Bestimmtes zu tun, brauchen wir Motivation: „Beweggründe" setzen uns in Bewegung; Motive sind dazu da, unser Handeln anzutreiben. Widerstände und negative Gefühle können die

Motivation untergraben. Es entsteht Aversion, es kommt zum Vermeidungsverhalten.

Die Hirnforschung hat festgestellt, dass positive und negative Gefühle mit der Ausschüttung bestimmter Substanzen im Gehirn zusammenhängen. Diese Substanzen lindern den negativen Stress, fördern das Wohlbefinden, begünstigen Freude und Zufriedenheit.

Für Christen sind die Ergebnisse der Hirnforschung und überhaupt der medizinischen Forschung hochinteressant: Wenn wir aus tiefstem Herzen gläubig sind, neue Menschen, Wiedergeborene gemäß biblischem Sprachgebrauch, dann werden automatisch Glückshormone im Körper hergestellt und negative Stresshormone abgebaut, dann sind wir wirklich neu gewordene Menschen, unser Körper ist insgesamt gesünder, die Chance auf ein höheres Alter als der Durchschnitt ist groß.

Der neue Mensch – Ablegen alter und Einübung neuer Gewohnheiten

Gute und schlechte Gewohnheiten gehören zu unserem Leben – und können sich in gewisser Weise auch im Falle einer Demenz noch auswirken, wie oben schon angedeutet wurde. Ohne Gewohnheiten können wir nicht leben, vielleicht nicht einmal überleben. Gewohnheiten erlauben es uns, unzählige Handlungen ohne bewusstes Denken, ohne große Mühe oder übermäßige Aufmerksamkeit durchzuführen: Schuhe binden, Hemden zuknöpfen, Fahrrad fahren, einen Text tippen …

Was sind Gewohnheiten? Eine Gewohnheit ist ein erlerntes Schema des Handelns, Denkens und Fühlens. Es ist nicht zu verwechseln mit angeborenen, unwillkürlichen Reaktionen des Körpers wie atmen, schwitzen, frieren, um nur einige zu nennen.

„Gewohnheiten sind zunächst wie Spinnweben, später wie Kabel", sagt ein spanisches Sprichwort. Eine Gewohnheit entwickelt sich, wenn wir auf irgendetwas mehrfach körperlich, geistig oder gefühlsmäßig reagieren. Wie viele Reaktionen notwendig sind, damit daraus eine Gewohnheit wird, ist von Mensch zu Mensch verschieden. Es hängt auch von den Stimulationen ab. Aber sobald wir reagieren, beginnt sich ein Schema zu entwickeln und es bilden sich Nervenbahnen und -leitungen im Gehirn und im Nervensystem. Die Gehirntätigkeit setzt ein Erinnerungsvermögen in Gang, sodass eine bestimmte Botschaft, ein bestimmtes Ereignis oder ein bestimmter Reiz automatisch bestimmte Reaktionen, Gedanken und Gefühle hervorrufen. Dieses Erinnerungsvermögen ist in den Gehirnzellen gespeichert.

Gute und schlechte Gewohnheiten entstehen in der Regel auf die gleiche Art. Darum ist es für Eltern und Erzieher wichtig, dass Kinder schon in jungen Jahren gute Gewohnheiten einüben und sich aneignen. Gewohnheiten lassen sich nur schwer verlernen. Das Gehirn „vergisst" nicht so leicht. Was wir eine Persönlichkeit nennen, ist im weitesten Sinne eine Zusammensetzung aus Tausenden von individuellen Gewohnheiten. Menschen sind „Baukästen" verschiedener Gewohnheiten.

Bei schlechten Gewohnheiten hilft kein Schönreden: „So bin ich eben." Oder: „Niemand ist perfekt." Solche Ausreden dienen nur der Selbstberuhigung und -entschuldigung. Wir sind zu bequem, um uns mit Lebensstilkorrekturen herumzuschlagen: „Das kann man ja später immer noch machen …" Wir glauben, wir könnten nicht aus unserer Haut. Schon daran wird deutlich, wie einprogrammiert diese Gewohnheiten im Unterbewussten sind.

Die Umerziehung erfordert harte Arbeit auf der Basis von Übung. Die intellektuelle Einsicht will dem Ratsuchenden deutlich machen, dass bestimmte Gedanken eben bestimmte Gefühle auslösen und dass fehlerhaftes Denken zu emotionalen Problemen führen kann. Eine rationale Selbstanalyse soll die falschen, irrationalen Denkgewohnheiten entlarven. Die Praxis des Beraters oder des Therapeuten beinhaltet, diese Denkgewohnheiten des Ratsuchenden infrage zu stellen.

Für Christen bedeutet das, sich zu fragen, inwiefern bestimmte Gewohnheiten und Verhaltensmuster mit Gottes Willen vereinbar sind. Viele Gewohnheiten sind nach biblischem Urteil Sünde. Manch einer ist Sklave schlechter Gewohnheiten. Es erfordert einen starken Charakter, wenn man schlechte Gewohnheiten ablegen will.

Was sind schlechte Gewohnheiten? Zu viel Alkohol trinken, egoistisch handeln, die Sexualität missbrauchen, stehlen, lügen, schlecht über andere reden – die Zehn Gebote übertreten. Man schafft es nicht, der Versuchung zu widerstehen.

Was kann der Christ tun? „Säe einen Gedanken und du erntest eine Tat; säe eine Tat und du erntest eine Gewohnheit; säe eine Gewohnheit und du erntest einen Charakter", besagt eine viel zitierte Weisheit. Oft ist auch ein Gebetskampf notwendig, wie es Jesus im Evangelium sagt: „Diese Art [böser Geister] kann durch nichts ausfahren als durch Beten" (Markus 9,29).

Die Beweglichkeit ist nicht mehr da

Früher, ja, früher wollte ich etwas, war beweglich, schnell begeistert und stürmte auf das Ziel los. Heute ist die Beweglichkeit ein ständiges Thema, ein zunehmendes Problem. Die Beine wollen nicht mehr richtig. Der Körper ist steifer geworden. Der Rücken sperrt sich. Die Gedanken fliegen noch schnell, aber ich hinke als Mensch hinterher. So ist es: Die Beweglichkeit, sie hat entschieden nachgelassen.

Wie gern sind meine Frau und ich früher in ein Lokal zum Essen gefahren. Jeder hatte seine bestimmten Wünsche. Mindestens zweimal in der Woche fuhren wir mit dem Auto irgendwohin. Einmal in der Woche war das Reibekuchen-Essen dran. Reibekuchen gehörten in unserer westfälischen Heimat für uns beide zum leiblichen Wohl.

Auf einmal sind diese Ausflüge vorbei. Wieder ein Einschnitt in bisherige Gewohnheiten. Meiner Frau werden die Autofahrten zu anstrengend, Muskulatur und Gelenke fühlen sich steif an, die Glieder sträuben sich.

Ich will sie nicht überreden. Ein neues Lebensgefühl stellt sich ein. Und das ist der Unterschied zu früher: An den Umständen lässt sich nichts mehr entscheidend verändern. Neue Möglichkeiten sind rar geworden.

Also bleiben wir zu Hause. Ich übernehme das Kochen. In der freien Zeit sitze ich gern am Computer und brüte Gedichte, Geschichten und andere Texte aus. Die Abwechslung schafft der Seele einen Ausgleich.

Ohnehin sind wir beide im Grunde keine Gourmets. Von Kindertagen an sind wir schlichtes und kerniges Essen gewohnt. Wir kommen beide vom Dorf. Da wurde unter der Woche in der Regel Eintopf gegessen. Nur am Sonntag gab es Kartoffeln und etwas Gebratenes vom Schwein. Es gab damals noch die Hausschlachtung: Vor oder nach Weihnachten, wenn die Schweine ihr zugedachtes Gewicht erreicht hatten, wurden sie geschlachtet.

Die Vergesslichkeit meldet sich beständig zu Wort

Beide sind wir immer wieder überrascht, wie uns die Namen von bekannten Personen oder zum Beispiel die Namen von manchen Blumen nicht einfallen wollen, die uns sonst geläufig waren; wie uns Begriffe fehlen; wie bestimmte Dinge nicht benannt werden können. Das Gehirn spielt nicht mehr so mit, wie man es von früher ganz selbstverständlich gewohnt war.

Darf ich eine Kleinigkeit erzählen? Ich liege bei meiner Frau im Schoß. Sie krault meine Haare, ich streichle ihre Hände. Und sie fragt mich: „Was denkst du gerade?"

Und schon spielt mir die Vergesslichkeit einen Streich. Die kleine Unterbrechung durch meine

Frau – und meine Gedanken von vor drei Sekunden sind verschwunden.

Ich überlege intensiv. Aber nichts zu machen. Die Gedanken sind futsch. Was ich mir nicht aufschreibe, ist weg.

Jeden Tag liegen kleine Zettel auf dem Tisch: „Was ist heute zu tun?"

Früher wollte ich in solchen Fällen das Gedächtnis zur Erinnerung zwingen. „Das muss doch gehen, das wäre ja gelacht!" Oft gelang es auch.

Und heute? Die Namen, die Begriffe, die Ausdrücke bleiben weg, fallen einem nicht mehr ein, sind einfach nicht da.

Manchmal aber geschieht es, dass sie urplötzlich wieder auftauchen. Ich kann es mir nicht erklären, warum.

Reaktionen auf den Tod und das Sterben

Ein ganz anderer Gesichtspunkt: Es ist wirklich interessant, wie unterschiedlich Frauen und Männer, Jüngere und Alte über Tod und Sterben denken.

In der Regel ist der Gedanke an den eigenen Tod höchst beängstigend und aufwühlend.

Der junge Mensch schiebt ihn in der Regel einfach beiseite, es sei denn, er ist seelisch krank oder er muss im engsten persönlichen Umfeld erleben, dass Eltern oder Großeltern, geliebte Geschwister oder Verwandte dahinsiechen. Je größer hier die innere Verbundenheit gewesen ist, desto stärker wird er berührt. Aber ansonsten gilt: Man steht mitten im Leben. Ausbildung oder Studium nehmen einen in Anspruch. Die Liebe und das volle Leben versprechen Erfüllung.

Im Rahmen einer wissenschaftlichen Untersuchung wurden Gesunde und Sterbende befragt und es wurde dabei ein erstaunlicher Unterschied festgestellt: Die Aussagen von Schwerkranken, Todgeweihten, Sterbenden waren insgesamt zuversichtlicher. Das Sterben ist für sie unvermeidlich. Das Leben ist ausgeträumt. Pläne und Vorhaben bleiben unerledigt. Alle Gedanken kreisen nun um den Tod und was danach passiert. Viele Sterbende sind beruhigt, dass in Kürze alles vorbei sein wird. Sie fügen sich in ihr Schicksal. Sie geben das Kämpfen auf.

Christen sind besonders vertrauensvoll und können trotz Schmerzen und starker Gebrechlichkeit befreit und gelöst in die Zukunft schauen. Sie klammern sich an Gottes Zusage: Der Himmel wartet. Jesus hat es seinen Jüngern und uns Gläubigen versprochen: „Glaubt an Gott und glaubt an mich! Denn im Haus meines Vaters gibt es viele Wohnungen. Sonst hätte ich euch nicht gesagt: Ich gehe hin, um dort alles für euch vorzubereiten" (Johannes 14,2).

Das ist Erlösung in doppeltem Sinne: Wir werden von allen irdischen Schmerzen, Gedanken und Zweifeln befreit; wir lassen das Leben los, die Erde und alle Vergänglichkeit. Und wir sehnen uns nach himmlischer Herrlichkeit.

Kann ein Weiterleben sinnlos werden?

Noch ein Gedanke beschäftigt viele Hochbetagte: Viele sehen plötzlich keinen Sinn im Weiterleben mehr.

So erging es einem Mann, der einst eine führende Position in der Wirtschaft innehatte. Er stand mitten im Leben, interessierte sich für vieles, war engagiert und weltoffen, besaß einen weiten Horizont.

Dann starb seine Frau. Ihre letzten Wochen war er im Krankenhaus bei ihr gewesen. In seinen Armen hauchte sie ihr Leben aus.

Ihr Tod stellte sein Leben auf den Kopf. Eine unerträgliche Einsamkeit überfiel ihn. Die Tage verloren ihren Reiz. Das Dasein hatte für ihn seinen Sinn eingebüßt.

Auf Nichts konnte er sich nach der Beerdigung noch freuen. Er erlebte die Welt jetzt nur noch als Jammertal. Von seinem Interessiert- und Aktivsein war kaum noch etwas geblieben.

So wollte er nicht leben, so konnte er nicht leben. Er fragte sich allen Ernstes: „Lohnt sich das noch?" Am liebsten wollte er ebenfalls heimgehen.

Veränderung der Emotionen

Ein erstes Anzeichen von Demenz kann sein, dass der Betroffene emotional anders reagiert. Bei dem einen werden Überempfindlichkeit, Ärger und Wut deutlicher. Andere zeigen sich niedergeschlagener. Viele reagieren mit Depressionen. Wieder andere weinen viel oder regen sich auf. Menschen sind unterschiedlich und reagieren dementsprechend auch bei beginnender Demenz unterschiedlich.

Viele sind intellektuell oder sprachlich nicht in der Lage, ihre Schwierigkeiten verständlich zu formulieren.

Meine Frau reagiert völlig ruhig. Sie will emotional nicht beansprucht werden. Sie schaltet Probleme, Aufregung und Gefühlsüberschwang völlig aus.

Auch Angst spielt bei Demenz oft eine große Rolle. Wenn das Bewusstsein schwindet, wird die Welt zu einem beängstigenden Raum. Das kann zur Folge haben, dass der Betroffene unruhig und rastlos wird oder dass er Sinnestäuschungen hat.

Die Angehörigen und andere nahestehende Menschen müssen lernen, warum der Kranke so fühlt, wie er fühlt. Sie müssen lernen, seine „Logik" zu verstehen, die in den Augen der Nichtdementen oft wie Unlogik aussieht.

Berührungen spielen eine große Rolle

Wenn ich meine Frau besuche, während sie schon am Tisch sitzt mit Frauen und Männern, die sich unterhalten oder auf den Kaffee warten, sagt sie laut: „Du kommst, das ist ein Gottesgeschenk!"

Sie ist schwerhörig und freut sich über Menschen, die mit im Raum sind, ohne dass sie sich mit ihnen groß unterhalten kann oder will.

Sie genießt den Körperkontakt, den Kuss und die Berührung von mir. Wir ziehen uns auf ihr Zimmer zurück. Kaffee und Gebäck werden aufs Zimmer gebracht.

Zu intensiven Gesprächen ist sie längst nicht mehr in der Lage. Wir streicheln uns gegenseitig die Hände, die Arme und den Rücken. Sie lässt es oft mit geschlossenen Augen geschehen. In ihrem Gesicht ist ein dankbarer Gesichtsausdruck abzulesen. Sie spürt mich, sie fühlt mich, sie ist nicht allein.

Bevor wir auseinandergehen, beten wir intensiv – dass Gott uns hält und trägt, dass er ihr Geborgenheit und Schutz gewährt, darauf legt sie Wert. Auch von unserem himmlischen Vater will sie sich diese innere Berührung schenken lassen.

Wenn wir uns sehen, lieben und berühren, dann geben wir uns Geborgenheit wider Einsamkeit, Zuversicht wider Verzweiflung, Erbarmen wider Angst. Diese Gewissheit schenkt uns einen tiefen Zusammenhalt.

Alles, was wir nicht im Vertrauen auf Christus tun, ist Sünde

Das sagt deutlich der Apostel Paulus im Römerbrief (14,23).Was meint er damit genau?

Wir sollen nicht in der Dunkelheit leben, nicht streiten, andere nicht verurteilen, nicht schlecht über andere reden; wir sollen keinen Anstoß geben, wir sollen unsere Überzeugung aus und in Christus leben.

„Glücklich schätzen kann sich, wer so handelt" (Römer 14,22).

Es geht bei uns Christen immer ums Handeln, nicht ums Passivsein. Einige Ausleger haben es immer wieder betont: Der Christ kennt keinen Ruhestand. Das ist der Vorteil der Christen. Wenn sie in Christus leben, sind sie glücklicher als andere, leben sie verantwortlicher als andere, leben sie aktiver und kreativer mit anderen Menschen zusammen.

Ich betone diese Lebenseinstellung so unmissverständlich, weil die Hirnforschung gezeigt hat, wie wichtig es ist, dass Menschen positiv denken, sich engagieren, nicht klagen oder anklagen, sich und andere nicht bedauern, sondern neue Chancen im Zusammenleben wahrnehmen.

Keine Frage: Kinder, die von klein auf gelernt haben, erfolgreich etwas anzupacken, Lösungen für alle Probleme zu suchen, dranzubleiben und nicht aufzugeben, sind im Leben oft erfolgreicher. Sie ernten Anerkennung, was ihnen Selbstsicherheit gibt, was wiederum neue Fähigkeiten in ihnen weckt.

Genau das trifft in hohem Maße auf Christen zu. Sie wollen ihren Glauben an Christus leben und bezeugen. Und weil sie das Leben bejahen und sich stark anderen Menschen zuwenden, werden sie neue Hirnzellen bilden, wird die Gesundheit gefördert, wird das Hier und Heute bejaht, denn sie glauben an das Leben und an den lebendigen Gott.

Vernachlässigen Sie nicht Ihren Körper!

Vernachlässigen wir ihn, vernachlässigen wir auch unser Gehirn.

Das Gehirn ist immer in Betrieb, auch wenn wir ruhen, schlafen oder nichts tun – das Gehirn arbeitet. Wir merken nur nichts davon.

Alle Prozesse im Körper werden vom Gehirn reguliert und gesteuert: Muskelkontraktionen, Atmung, Herzschlag, Verdauung, Stoffwechsel, um nur einige zu nennen. Verschiedene Gehirnareale arbeiten an unterschiedlichen Aufgaben. Sobald eine Störung vorliegt und etwas im Körper durcheinandergerät, versucht unser Gehirn, mit Gegenreaktionen einzugreifen. Die Selbstregulation beginnt, Selbstheilungskräfte werden aktiv.

Wird der Mensch aber von massiven Problemen erschüttert, erkrankt schwer, erlebt starke Schmerzen, wird depressiv oder seelisch stark belastet, dann funktioniert die Selbstheilung nicht mehr. All das begünstigt die Herausbildung einer Demenz.

Wer sich nicht mag, lebt gegen sich

Wer sich selber nicht mag, gar hasst, torpediert sein Leben, seine Selbstheilungskräfte.

Niemand entwickelt grundlos eine ablehnende Haltung gegen sich selber. Verletzungen müssen geschehen sein, bittere Enttäuschungen, Ablehnung, Mobbing. Nicht selten führt Selbsthass zu Hass und Gewalt gegen andere.

Ganz anders der zufriedene und aktiv gestaltende Mensch. In diesem Zusammenhang sei darauf hingewiesen, dass die Forschung Spiegelneuronen im

Gehirn entdeckt hat. Sie versetzen ein Kind in die Lage, Bewegungsmuster, Verhaltenseigenarten von Geschwistern und Eltern, bestimmte Gewohnheiten und Rituale nachzumachen.

In jedem Menschen gibt es Grundbedürfnisse nach Verbundenheit und Geborgenheit einerseits und nach Selbstständigkeit und Freiheit andererseits.

Das Altern und die Genforschung

Alle Lebewesen verfügen über die gleiche Bauweise. Trotz der Vielfalt des Lebens weisen Gene von Menschen und Tieren eine verblüffende Ähnlichkeit in Struktur und Funktion auf. Und trotzdem erleben wir eine unglaubliche Vielfalt hinsichtlich der Reifung, der Haarfarbe, der Körpergröße, der Anfälligkeit für Krankheiten, der Lebenserwartung.

Auch die Zellen der Tiere zeigen einen ähnlichen Funktionsmechanismus wie die der Menschen.

Was zeigen uns die Zellen von jenen Tieren, die nur über verhältnismäßig wenige Zellen verfügen? Mäuse, Fruchtfliegen, der winzige Fadenwurm und die einzellige Brauhefe sind dankbare Beispiele, um die Lebenserwartung zu untersuchen.

An Mäusen stellten Forscher fest, dass eine verringerte Nahrungsaufnahme das Lebensalter beeinflusste. Mäuse, die 20 bis 50 Prozent weniger zu fressen erhielten, wurden 10 bis 50 Prozent älter als andere. Interessanterweise konnten auch altersbezogene Krankheiten wie Krebs, Knochenabbau und Nierenfunktionsstörungen mithilfe von Nahrungseinschränkung abgebaut werden.

Genmanipulationen bei diesen Tieren zeigten außerdem, dass durch das Ein- bzw. Ausschalten spezifischer Gene die Lebenserwartung beeinflusst werden konnte.

Dass negativer Stress bei Tieren und Menschen auch die Lebenserwartung negativ beeinflusst, ist längst bekannt.

Es besteht die Hoffnung, dass es der medizinischen Forschung eines Tages gelingt, die Lebenserwartung der Menschen zu steigern und wirksame Mittel gegen die Demenz zu finden.

Bis dahin müssen wir allerdings mit diesen Einschränkungen leben.

Gottverbundenheit macht stark

Als Christen wollen wir die Forschungsergebnisse ernst nehmen und den medizinischen Fortschritt dankbar annehmen. Aber dem lebendigen Gott, der uns geschaffen hat, der uns hält und trägt, der uns beide, Charlotte und mich, über 90 Jahre alt hat werden lassen und mit dem – als Drittem im Bunde – wir 65 Jahre in der Ehe vereint waren, dem wollen wir uns anvertrauen, dem wollen wir folgen, wenn unser Stündlein geschlagen hat.

Gottverbundenheit verfolgt Ziele

Kinder Gottes schauen normalerweise nicht abwertend auf sich. Sie fühlen sich von Gott geliebt, gehalten und geführt. Sie gehen an alles eher positiv und zupackend, aktiv und bejahend heran. Diese Lebenseinstellung fördert die Selbstheilungskräfte des menschlichen Organismus.

Der Neurobiologe und Hirnforscher Gerald Hüther spricht von den drei salutogenetischen Grundprinzipien Verstehbarkeit, Gestaltbarkeit und Sinnhaftigkeit, die es dem Menschen möglich machen, das Gefühl von Zusammenspiel, von Zusammenwirken zu entwickeln, das wiederum die Voraussetzung dafür ist, dass die im Körper angelegten Selbstheilungskräfte aktiviert werden. Sie sind die Kräfte, die Demenz verhindern können, die es ermöglichen, neue Selbstheilungskräfte zu entfalten. Demenz wird letztlich nicht durch altersbedingte Abbauprozesse und Ablagerungen im Gehirn verursacht, sondern durch die Unterdrückung der normalerweise bis ins hohe Alter vorhandenen Regenerations- und Kompensationsfähigkeit unseres Gehirns.

Die von Hüther aufgestellten Thesen sind für Christen eine zusätzliche Anregung, einen positiven Weg zu gehen. Christen, die ihren Glauben ernst nehmen, haben gute Chancen, mit Demenz besser fertigzuwerden. Ihre Lebenseinstellung und ihre feste Gottesbeziehung sind hierfür die Grundlage.

Kapitel 4:
Ewige Jugend – ein alter Menschheitstraum

Da Demenz vorrangig ein Altersleiden ist, gehe ich in diesem Buch auch auf das Thema des Alterns ein.

Schon vor vielen Jahrhunderten versuchten Menschen, dem Altern zu entrinnen. So wird von Alexander dem Großen berichtet, dass er nach dem „Brunnen der ewigen Jugend" suchen ließ. Auch die Alchemisten im Mittelalter experimentierten mit verschiedenen Substanzen, um Gold herzustellen, dem eine verjüngende Wirkung nachgesagt wurde.

Ein neuer Trend: Anti-Aging

Heute ist „Anti-Aging" ein Trend, ja ein Wirtschaftszweig, der boomt. Der Begriff meint die Gesamtheit der Maßnahmen zum Hinauszögern des Alterungsprozesses.

Menschen wollen ewig leben oder zumindest das Altern hinausschieben. Aber wir müssen uns damit abfinden, dass sich im Alter der Zustand und die Leistungsfähigkeit des Körpers verschlechtern. Auch wenn wir inzwischen viele Krankheiten bekämpfen und besiegen können, der Alterungsprozess kann nicht gestoppt werden.

Lebenslust triumphiert

Der Psychiater und katholische Theologe Manfred Lütz hat ein Buch geschrieben mit dem bezeichnenden Titel „Lebenslust" (Knaur, München, 2013). Er sieht das 21. Jahrhundert unter dem Paradigma, dem Körper Gutes zu tun und das Leben zu verlängern. Mit allen Mitteln versucht man, die Gesundheit zu erhalten und den Alterungsprozess aufzuhalten – und wird doch nur unglücklich bei all diesen Bemühungen.

In der Einleitung zu seinem Buch schreibt Lütz (Seite 23): *„Ich bekenne: In der Gesundheitsreligion bin ich Atheist. Ich halte die Gesundheitsreligion erstens für albern, zweitens für anstrengend, drittens für teuer, viertens für lebensgefährlich und überhaupt für eine abscheuliche Sekte. Sie erzeugt – indem sie ein falsches Paradies vorgaukelt – eine neue Form von religiöser Blindheit. Sie vermehrt die Dummheit in der Welt und macht die Menschen unglücklich."*

Das höchste Gut ist die Gesundheit – wirklich?

Kennen Sie den Satz? Gehört er auch zu Ihrem Lebensprogramm? Immer wieder hört man ihn: „Das höchste Gut ist die Gesundheit!"

Der Glaube an Gott nimmt ab, aber die religionsmüde Gesellschaft verschafft sich eine neue Religion mit vielen Anbetern und „Gläubigen".

Der Mensch von heute hat mehrheitlich mit dem Heil in Christus nichts mehr am Hut. Er sucht sein Heil im Körperkult und in einer Art „Gesundheitsreligion", wie Manfred Lütz es treffend formuliert hat.

Auch die Weltgesundheitsorganisation WHO definiert Gesundheit in unrealistischer Weise, indem sie die Messlatte viel zu hoch ansetzt: „Gesundheit ist ein Zustand völligen körperlichen, seelischen und sozialen Wohlbefindens." Wenn das stimmt, gibt es keine gesunden Menschen.

Ich meine dagegen: Gesund ist ein Mensch, der mit seelischen und anderen Krankheiten einigermaßen glücklich leben kann.

Jungbrunnen Kinderblut

Vielen Menschen ist jedes Mittel recht, um gesund zu bleiben und das Leben zu verlängern. Reiche Menschen lassen sich Kinderblut in ihre Adern pumpen, um länger jung zu bleiben – eine abartige Verjüngungskur! Ein Start-up-Unternehmen in Kalifornien fordert umgerechnet ca. 8.000 Euro für solch eine Behandlung. Wer krampfhaft sein Leben verlängern will, dem ist nichts zu teuer.

Nicht mehr auf Gott beziehen sich alle Hoffnungen und Sehnsüchte der Menschen, sondern auf den Fortschritt in der medizinischen Forschung. Sie ist es, die heute für das ewige Leben zuständig ist.

Bisher wurde kein einziges Mittel entdeckt, das den Alterungsvorgang wesentlich verlangsamen könnte. Und doch macht sich bei vielen, auch in der Forschung, ein Optimismus breit, der ein längeres Leben verspricht.

Die Lebenserwartung in den Industriestaaten ist um zwei bis drei Jahre pro Dekade gestiegen. Die demographische Entwicklung stellt uns vor enorme Probleme. Zahlreiche Menschen werden älter, leben länger, müssen länger und mehr mit körperlichen und geistigen Abbauprozessen und mit Krankheiten leben.

Wie das Silicon Valley nach ewigem Leben sucht

Das ist der neueste Trend in den USA: Der Mensch will die Unsterblichkeit. Und die Zauberwerkstatt Silicon Valley, einer der bekanntesten Hightech-Standorte weltweit, soll den Weg dahin finden. Hirnforschung, Bioinformatik, Neurowissenschaften und eine Prise Nanotechnologie sollen es möglich machen, dass die Evolution der Menschen grundlegend verändert wird. Die künstliche Intelligenz werde einen Grad erreichen, der eine Milliarde Mal größer sei als die gesamte menschliche Intelligenz in der Gegenwart, heißt es. Ich lese, dass Ray Kurzweil, Leiter der technischen Entwicklung bei Google, davon ausgeht, dass wir bis spätestens 2045 unsterblich werden.

So denken Menschen ohne Gott: Alles ist denkbar, alles ist technisch machbar, alles ist lösbar. Dass es der lebendige Gott anders beschlossen haben könnte, ist für Menschen ohne Gott ein hässliches Märchen.

Geistige und körperliche Tätigkeiten verändern die Struktur des Gehirns

Immer wieder ist von „lebenslangem Lernen" die Rede. Der Satz gilt für alle, unabhängig vom Alter und vom Bildungsgrad.

Geistige Aktivität und die Struktur des Gehirns stehen in einer ständigen Wechselbeziehung. Diese Wechselwirkung mit kleinen Veränderungen im Gehirn wird Plastizität genannt.

Inzwischen stehen immer mehr Hochbetagte den 60- bis 70-Jährigen gegenüber, die sich heutzutage oft wie früher 50-Jährige fühlen und verhalten.

Tatsächlich beginnt das Altern schon mit der Befruchtung. Die natürliche Entwicklung des Menschen ist eine Folge von Wandlungen und Umgestaltungen, die ein ganzes Leben andauern.

Die Lebensdauer muss eine genetische Ursache haben. Man kann verschiedene Tiere und ihre Lebensdauer miteinander vergleichen:

- Fadenwürmer sterben nach wenigen Tagen;
- Mäuse leben etwa drei Jahre;
- Vögel können einige Jahrzehnte alt werden;
- Elefanten werden 60 bis 70 Jahre alt;
- Riesenschildkröten kommen auf bis zu 150 Jahre.

Beim Menschen ist die Lebenserwartung in den letzten 150 Jahren um 40 Jahre gestiegen.

Ist es ein Selbstbetrug, sich jung zu fühlen?

Es kann zum Selbstbetrug führen, wenn wir unser wirkliches Alter nicht ernst nehmen, wenn wir uns etwas vormachen, wenn wir Gottes Schöpfung in ihrem „gefallenen" Zustand infrage stellen, der sich auf Geburt, Leben und Tod bezieht.

Sich jung fühlen schafft Lebensmut, schafft Kontakte und Gemeinschaft mit anderen, schafft Zufriedenheit und mehr Gelassenheit, baut auf und nicht ab. Leib, Seele und Geist werden gestärkt.

Kapitel 5:
Die medizinische Forschung will das „vierte Alter" revolutionieren

Seit etwa 20 Jahren entwickelt sich ein neuer gerontologischer Schwerpunkt, die Erforschung der Hochbetagten, die das 80. Lebensjahr überschritten haben – das sogenannte „vierte Alter".

Heute sind die 60- bis 70-Jährigen weithin glücklich und zufrieden. Viele verstehen ihr Dasein als Abenteuer. Dabei haben Männer ein wesentlich höheres Selbstwertgefühl als Frauen.

Aber im „vierten Lebensalter" ist das Bild leider nicht mehr so positiv. Warum? Wenn man um die 90 ist, sind etwa 95 Prozent der Menschen im gleichen Alter bereits gestorben. Freunde und Bekannte haben sich verabschiedet. Einsamkeit wird zum traurigen Begleiter.

Die Hochbetagten können oder wollen auch nicht mehr so aktiv sein. Das Erlernen neuer kognitiver Strategien fällt ihnen schwer. Und viele sind dement geworden.

Auch das subjektive Lebensgefühl leidet; ein allgemeines Wohlbefinden ist nicht mehr der Normalzustand. Die chronischen Belastungen nehmen zu. Die Funktionsunfähigkeiten bei Hochbetagten sind etwa fünfmal häufiger als im „dritten Lebensalter". Und die Demenz ereilt fast jeden zweiten.

Die grundsätzliche Neuorientierung der Medizin – Paradigmenwechsel

Die Altersforschung umfasst viele Fachgebiete:
- Biologie, die Wissenschaft vom Lebendigen, von der Veränderung;
- Hirnforschung, die sich mit neuronalen Veränderungen des Gehirns beschäftigt;
- Medizin, die mit Gesundheit und Krankheit, mit ganzheitlicher Besserung, Heilung und Vorbeugung zu tun hat;
- Psychologie und Theologie, die sich mit der Seele und ihrem irdischen und ewigen Sein auseinandersetzen.

In der Medizin spricht man vom „Paradigmenwechsel", das heißt: Ein Umdenkprozess hat stattgefunden, der alle Bereiche der Heilkunde erfasst hat.

Der Kerngedanke lautet: nicht Blick und Konzentration auf die Pathologie, auf die Lehre von der Krankheit, sondern Blick auf die Salutogenese, auf die Gesundheitsfürsorge. Nicht Kampf gegen Krankheiten, gegen Angst und Störungen, gegen Spannungen, gegen Fehlverhalten und Fehler, sondern: einen Blick haben für neue Möglichkeiten und Optionen, für ungenutzte Gaben, Fähigkeiten und Ressourcen, für Reserven, die man noch hat. Nicht den Blick in die Vergangenheit richten, sondern auf das Morgen und eine befriedigende Zukunft.

Es geht um den Aufbau von brachliegenden Fähigkeiten, von Umschaltfertigkeiten: Schwierigkeiten, Verwundungen und Negatives abprallen lassen, Krisen und Probleme als Herausforderung sehen, Schwierigkeiten als Ansporn nutzen, positive Gegengewichte finden, die Opferrolle verlassen, verwundet werden können, aber nicht besiegt werden.

Und aus christlicher Perspektive: die Mobilisierung des christlichen Glaubens; Gebet und Glaube als Ermutigung.

Ein einfaches Beispiel, um das neue Konzept zu verdeutlichen: Jedes Jahr müssen die Krankenkassen hohe Beträge für die Behandlung von Rückenproblemen aufwenden. Eine Änderung des Blickwinkels ergibt: Es ist viel sinnvoller, hier vorzubeugen und Vorsorge zu treffen in Betrieben und an den Arbeitsplätzen, indem die Arbeit rückenschonender organisiert wird, mehr Ruhepausen eingeplant werden, Trainingsmöglichkeiten angeboten werden usw.

Die Theoriebildung und die therapeutische Praxis haben sich geändert bzw. sollen sich ändern. Bis etwa zur Jahrtausendwende herrschte die Meinung vor: Erkrankungen sind die Folge der Einwirkung von schädlichen Einflüssen von außen, sind angeboren oder durch eingetretene Fehlfunktionen zustande gekommen. Die objektiven Ursachen von Erkrankungen müssen gefunden und Gegenmaßnahmen eingeleitet werden, damit eine Gesundung erreicht werden kann.

Dieser Blickwinkel war recht einseitig. Der Mensch wurde wie eine Maschine betrachtet und behandelt.

Inzwischen hat jedoch ein Umdenken eingesetzt: Man richtet nun den Blick verstärkt auf die Selbstheilungskräfte im Menschen, die gefördert werden sollen. Konkret: Man schaut darauf, was den Menschen aufblühen lässt, Lebensfreude verleiht, Seele, Charakter und Persönlichkeit stärkt.

Welche Rolle spielt dabei der christliche Glaube? Folgende Punkte sind hier wichtig:

1. Selbstachtung aufbauen, Selbstvertrauen stärken
Selbstsicherheit stärkt die Zufriedenheit, gibt ein positives Lebensgefühl. Gottes Anerkennung – er liebt uns! – lässt uns aufblühen.

2. Sinn im Leben finden
Ein Leben ohne Sinn ist sinnlos. Lebenssinn fördert Lebensmut und -freude. Wer ihn gefunden hat, lebt zielgerichtet und nicht planlos. Wie wirkt sich das aus, wenn ich zu Jesu Anspruch „Ich bin der Weg und die Wahrheit und das Leben" (Johannes 14,6) Ja sagen kann?

3. Verantwortung praktizieren

Nicht die anderen, die Umstände, die Politiker usw. sind Schuld. Verantwortung macht stark, stärkt das Selbstbewusstsein. Selbstdisziplin fördert die Verantwortung – und umgekehrt. Selbstdisziplin ist doppelt so viel wert wie der Intelligenzquotient.

4. Beziehungen pflegen

Der Mensch ist ein soziales Wesen. „Es ist nicht gut, dass der Mensch allein sei" (1. Mose 2,18), heißt es schon in der biblischen Schöpfungsgeschichte. Gute Beziehungen unterstützen Zufriedenheit und Lebensfreude, verringern die Einsamkeit, machen glücklich, halten gesund, stärken das Immunsystem.

5. Praktizieren Sie Dankbarkeit!

Dankbarkeit macht zufrieden. Wer dankbar alles aus Gottes Hand nimmt, ist gelassener, ruhiger. Wir fühlen uns von Gott gehalten, getragen, geführt.

6. „Ich vermag alles durch den, der mich mächtig macht"

Ich glaube nicht in erster Linie an meine Kraft, sondern an Gottes Kraft, wie es in dem gerade zitierten Paulus-Wort heißt (Philipper 4,13). Seine Kraft macht mich fähig, macht mich mutig, macht mich vertrauensvoll. Das alles macht meine Seele stark und baut meine Persönlichkeit auf.

Ein Wegbereiter dieses „Paradigmenwechsels" ist einer der bekanntesten Hirnforscher in Deutschland, Professor Gerald Hüther. Er sieht die Demenz-Erkrankung als die große Plage des 21. Jahrhunderts an. Ausgangspunkt seiner Überlegungen, wie dieser Herausforderung zu begegnen sei, ist die weiter oben schon genannte „Nonnenstudie".
Er fragt:
- Was können wir tun, um die angeborene
  Lernfähigkeit des Gehirns nicht zu verlieren?
- Wie kann das im Gehirn angelegt Potenzial
  im Alter zur Entfaltung gebracht werden?
- Was bringt die Demenz hervor?
- Wie kann die demenzielle Erkrankung
  aufgehalten werden?
- Wie lauten die günstigen oder ungünstigen
  Bedingungen für eine Demenz?
- Wenn es gesunde Hochbetagte gibt,
  was ist bei ihnen anders?

Es gibt immer mehr Hochbetagte

In den 1960er-Jahren konnte der deutsche Bundespräsident noch alle Hundertjährigen persönlich beglückwünschen. Das ist heutzutage unmöglich. Dafür sind es zu viele, die mittlerweile diese Altersgrenze überschreiten.

Machen wir uns klar: Die Lebenserwartung der Menschen, die um 1800 noch bei durchschnittlich 40 Jahren lag, hat seitdem ständig zugenommen. Der Schauspieler und Sänger Johannes Heesters, der noch in hohem Alter öffentlich auftrat, wurde 108 Jahre alt. Die britische Königin Elisabeth II. ist inzwischen über 90 und nimmt ihre Pflichten als Staatsoberhaupt immer noch wahr.

Der Anstieg der Lebenserwartung ist insgesamt weltweit zu beobachten. Frauen zeigen überall ein durchschnittlich höheres Lebensalter als Männer.

Die Gründe für diesen Anstieg sind die verbesserten Lebensbedingungen in den Bereichen Ernährung, Trinkwasser, Hygiene, Kanalisation, ärztliche Versorgung, die mit dem wachsenden wirtschaftlichen Wohlstand und dem medizinischen Fortschritt zusammenhängen, der vor allem die Säuglings- und Kindersterblichkeit hat rapide zurückgehen lassen.

Die Rolle der Gene

Deutlich geworden ist, dass niemandem ein langes Leben schon in die Wiege gelegt wird. Zwillingsstudien belegen, dass Langlebigkeit nur zu etwa 25 Prozent genetisch bedingt ist. In anderen Untersuchungen konnte nachgewiesen werden, dass bis zum Alter von ca. 60 Jahren die genetischen Anlagen kaum eine Rolle spielen.

Bisher konnte ein Gen gefunden werden, das für die Langlebigkeit eine entscheidende Rolle spielt. Allerdings – da ist sich die Forschung einig – kann die Lebensdauer nicht allein von diesem Gen abhängen; es muss sich um das Zusammenspiel mehrerer Gene handeln. Hier gibt es für die Wissenschaft also noch viel zu entdecken.

Außerdem ist klar, dass noch andere Faktoren für die Langlebigkeit verantwortlich sind. Eine große Rolle spielen äußere Lebensumstände, soziale Einflüsse, Bildung, Persönlichkeitsentwicklung und Lebensstil.

Veränderungen in der Natur

Der Mensch kann seine Umwelt gestalten, er kann sich verändern (Plastizität), er kann sich auf neue Verhältnisse ein- und umstellen. Selbst die Körpergröße des Menschen liegt nicht fest. In den letzten Jahrzehnten haben die Menschen im Durchschnitt offensichtlich an Körpergröße zugenommen.

Ein Blick in die Tierwelt zeigt, dass es hier eine ganze Reihe von Anpassungsstrategien und Veränderungs- und Regenerationsmöglichkeiten gibt – bis hin zur Wiederherstellung ganzer Organe!

All das gibt Anlass zum Optimismus, dass sich auch im Blick auf das Alter und die damit verbundenen Einschränkungen und Leiden – bis hin zur Demenz – in gewissem Rahmen noch weitere Möglichkeiten finden lassen, sich darauf positiv und konstruktiv einzustellen und das Beste aus der Situation zu machen. Hier ist sicher noch nicht alles erforscht und entdeckt.

Als Christen nehmen wir an diesen Forschungen mit Interesse Anteil und machen dankbar Gebrauch von neuen Mitteln und Wegen, die das Leben auch im Alter oder gar mit einer Demenzerkrankung erleichtern – jedoch in dem Wissen, dass Gott dem irdischen Leben Grenzen gesetzt hat, indem alle Lebewesen – Menschen, Tiere und Pflanzen – altern und eines Tages sterben.

Kapitel 6:
Wenn der Tod uns an die Ewigkeit erinnert

Es ist eine schlichte Weisheit: Je älter wir sind, desto häufiger schauen wir dem Tod bei Angehörigen und Verwandten, Freunden und Bekannten ins Auge.

Diese Einschnitte erinnern uns an die eigene Sterblichkeit, machen unsere Vergänglichkeit deutlich. Sie können Aktivität lähmen, aber sie können auch den Blick auf die Ewigkeit lenken.

Wir schauen nach oben und sprechen vom Himmel. Dieser Begriff hat eine Doppelbedeutung. Er ist das Gegenstück zur Erde. Gottes Meisterwerk, das er am zweiten Schöpfungstage schuf. Zugleich meint er aber auch den Ort, an dem die Gläubigen nach ihrem Tod sein werden.

Manchmal sprechen wir hier auch vom „Paradies" in Anlehnung an Jesu Wort auf Golgatha: „Wahrlich, ich sage dir: Heute wirst du mit mir im Paradies sein" (Lukas 23,43). Im selben Evangelium wird dafür auch die Wendung „Abrahams Schoß" gebraucht: „Es begab sich aber, dass der Arme starb, und er wurde von den Engeln getragen in Abrahams Schoß" (Lukas 16,22).

Leben nach dem Tod?

Wenn nahe Angehörige sterben, werden Fragen nach der Ewigkeit lauter.

So hat es auch Elisabeth Kübler-Ross, die die moderne Sterbeforschung mitbegründet hat, erlebt. Sie sagte von sich, dass sie nicht an ein Leben nach dem Tod geglaubt habe; erst die Arbeit mit Sterbenden habe ihre Seele umgekrempelt.

Der amerikanische Erfinder und Politiker Benjamin Franklin, der in seiner Jugend Buchdrucker war und in hohem Alter starb, verfasste – bereits mit 22 Jahren! – seine eigene Grabinschrift:

Der Leib Benjamin Franklins, Drucker,
gleich dem Einband eines alten Buches,
sein Inhalt herausgerissen und des Titels
wie der Vergoldung beraubt,
liegt hier, Speise für Würmer;
doch soll das Werk nicht verloren sein,
sondern es wird, wie er glaubte, noch einmal
in einer neuen, schöneren Ausgabe erscheinen,
berichtigt und ergänzt von seinem Schöpfer.

So wird es einst sein, wenn der Tag der Auferstehung anbricht und der Herr ruft: „Kommt wieder, Menschenkinder!" (Psalm 90,3).

Was sagt die Bibel?

Paulus schreibt über die Auferstehung: „Genauso könnt ihr euch die Auferstehung der Toten vorstellen. Unser irdischer Körper ist wie ein Samenkorn, das einmal vergeht. Wenn er aber auferstehen wird, ist er unvergänglich" (1. Korinther 15,42).

Der Apostel vergleicht das Begräbnis unseres Leibes mit einem Säen. Wie aus dem Korn, das der Landwirt auf den Acker streut, eine wertvolle Pflanze wächst, so ist der Leib auch nur ein Samenkorn, das sich einst herrlich entfalten wird. Alle Schwächen und Mängel, die dem Erdenleib anhaften, werden aufgehoben sein.

Himmel und Ewigkeit bleiben für viele Menschen ein Buch mit sieben Siegeln. Sie können sich ein „himmlisches Gefühl" vorstellen, nicht aber ein „himmlisches Zuhause".

Doch der Himmel Gottes ist kein Fantasieprodukt. Unsere Hoffnung hat eine feste Basis: Gottes Zusagen in der Bibel.

Die Ewigkeit und das Himmelreich und unsere angemessene Haltung dazu werden von Jesus mit einem Perlensucher verglichen: Als der eine kostbare Perle gefunden hat, verkauft er alles, was er hat, um diese eine Perle zu erwerben und zu besitzen (Matthäus 13,45.46).

Nur wer loslassen kann, kann auch besitzen; nur wer Besitz und Leben aus der Hand geben kann, wird Ewigkeit und Himmelreich ererben.

Eine chassidische Erzählung macht deutlich, wie das Loslassen gelingen kann: Bei Rabbi Jechiel Meir klopft eines Tages ein Bettler an, um eine Gabe zu erhaschen. Der Rabbi rennt im ganzen Haus herum, um den Bettler zufriedenzustellen. Schließlich findet er den Ring seiner Frau, die gerade nicht zu Hause ist, und gibt ihn dem armen Mann. Als seine Frau zurückkommt, entdeckt sie, dass ihr Ring verschwunden ist. Sie stößt einen lauten Schrei aus, als sie erfährt, was ihr Mann mit dem Ring angestellt hat. Sie erklärt ihm, dass es sich um einen sehr teuren Ring handelt, der mit Diamanten besetzt ist. Als der Rabbi das hört, rennt er aus dem Haus, um den Bettler zu suchen. Seine Frau will ihn aufhalten, aber er gibt ihr zu verstehen, dass er unbedingt den Bettler finden müsse, um ihm zu sagen, dass er diesen wertvollen Ring keinesfalls zu billig verkaufen dürfe.

Rabbi Meir konnte sich von wertvollen Dingen trennen. Das Himmelreich wird nicht nur mit einer kostbaren Perle, sondern sogar mit einem Schatz verglichen (Matthäus 13,44). Wer sich ehrlich der Herrschaft Gottes unterstellt, der hat das Beste und Wertvollste erreicht – ewiges Leben. Nur wer verzichten, nur wer loslassen, nur wer schöne irdische

Dinge preisgeben kann, wird die Ewigkeit bei Gott ins Auge fassen können.

Dort wird es keine Krankheiten und keine Verwesung mehr geben. Die Würmer haben nicht das letzte Wort. Die Gräber sind nicht das unbarmherzige Ende. Der Tod bleibt unser letzter Feind. Aber Gott hat ihn bezwungen.

Gott,
du schenkst die Gewissheit,
    dass wir durch den Horizont
    den Himmel sehen können;
du schenkst den Glauben,
    dass in der Ewigkeit
    alle Tränen abgewischt werden;
du schenkst den Trost,
    dass der Tod
    nicht das letzte Wort spricht;
du schenkst die Hoffnung,
    dass die Ewigkeit
    unsere zweite Heimat ist.

Kapitel 7:
Der letzte Lebensabschnitt von Charlotte –
Abschied und Tod

Das ist für Jahrzehnte Charlottes und mein Lebenswunsch gewesen: Wir wollen ein sinnvolles und ein gesegnetes Leben. Wir sehnen uns danach, von Gott in Christus gesehen, gehört, geliebt, getragen und geführt zu werden. Unser tägliches Gebet:

„Du, Gott, bist das Leben. Du bist unser Bewahrer und Begleiter. Du schenkst das, was wir brauchen. Du bist der, der unser Ende bestimmt."

Wir sind lebenshungrig

Eine kleine Geschichte von dem großen Maler Michelangelo haben wir uns oft vor Augen geführt. Michelangelo, er lebt zur Zeit der Renaissance, ist zu einer festlichen Gesellschaft in Florenz eingeladen. Eine der Damen fragt den Künstler: „Wie geht es Ihnen, Meister?" Michelangelo antwortet: „Ich bin nun alt; ich freue mich auf den Himmel, auf Christus!" Fast erschrocken fragt die Dame: „Sind Sie denn lebensmüde?" Michelangelo gibt zur Antwort: „Im Gegenteil, ich bin lebenshungrig."

Beide haben wir gelächelt. Der Gedanke hat uns zuversichtlich gestimmt. Ja, wir sind lebenshungrig.

Wir wollen ein erfülltes und sinnvolles Leben hier auf der Erde. Wir glauben, das Leben hat eine ewige Fortsetzung in der Ewigkeit bei Gott.

Der Begriff „lebenshungrig" ist doppeldeutig. Viele Menschen wollen aus dem Leben herausholen, was herauszuholen ist. Sie suchen Abenteuer, Spaß und aufregende Erlebnisse. Sie suchen Ablenkung, um dem Gedanken an den Tod auszuweichen.

Ein erfülltes Leben verläuft dagegen ruhiger, gelassener und ausgeglichener. Es ist kein vollgestopftes Scheinleben. Gott erfüllt uns, er schenkt Lebenshunger, der auf das ewige Leben abzielt. Er schenkt Freude und Zufriedenheit in diesem Leben und er schenkt Vorfreude auf das Leben im Himmel.

Wir wollen das Leben umarmen

Meine Frau und ich lieben ein Gedicht, das uns innig verbindet. Wir beide haben es in einer stillen Stunde vor ein paar Jahren gemeinsam formuliert:

Wir wollen an das Leben glauben,
das ER schenkt,
wir wollen das Leben bejahen,
das ER uns zumutet,
wir wollen das Leben gestalten,
das ER uns ermöglicht.

Das Leben umarmen
ist ein erfrischender Weckruf,
ist ein Mut machender Anreiz,
ist ein erstaunliches Geschenk.

Das Leben umarmen:
Wir wollen an das Leben glauben,
das ER schenkt,
wir wollen das Leben bejahen,
das ER uns zumutet,
wir wollen das Leben gestalten,
das ER uns ermöglicht.

Umarmungen zeigen Verbundenheit, Glücksgefühle, Zusammengehörigkeit. Sie stimulieren die Seele und überstimmen die Gebrechlichkeit, die uns zusehends einschränkt.

Charlotte hat die Einschränkungen wahrgenommen. Sie hat nicht dagegen angebetet und sich nie bei Gott beklagt. Sie hat in allem Gottes Weg erkannt.

Ich will das Leben bejahen und gestalten

Als ich, noch ein ganz junger Mann, in der Kriegsgefangenschaft Christ wurde, packte mich eine innere Lebensbejahung. Viele Gefangene dagegen

waren verzweifelt; nachts schrien sie ihren Lebens-
überdruss heraus. Sie diskutierten stunden- und
tagelang, was bei Hitler alles falsch gelaufen sei. Sie
durchforsteten die Vergangenheit, sie fanden nur
Fehler, Schuld und Verbrechen. Sie wussten keinen
Weg für die Zukunft. Sie waren hoffnungslos. Einige liefen voller Verzweiflung in den elektrischen
Stacheldrahtzaun und starben.

Wir waren ein kleines Häufchen von sieben jungen und älteren Gefangenen, die leben wollten, die
das Leben bejahten, die Christus als den Weg des
Lebens in sich groß werden ließen. Wir wollten mit
ihm die Zukunft gestalten; die Vergangenheit, die
nur Wut und Verbitterung hervorrufen konnte, lag
hinter uns.

Als Charlotte und ich nach der Kriegsgefangenschaft wieder zusammenfanden, wurde sie von meiner Glaubensgewissheit angesteckt. Sie ließ sich mitreißen. Sie lief nicht nur mit, wir gingen im Glauben
miteinander.

Wir sind nur auf der Durchreise

Das ist ebenfalls ein Gedanke, der uns im hohen
Alter begleitet und dem Lebensalltag sein Gepräge
gibt. Oft sind wir gemeinsam zu Vorträgen und Se-
minaren unterwegs.

Es ist das Jahr 2015, wir wollen uns gerade auf den Weg in die Schweiz machen. Wir haben alles eingepackt und im Auto verstaut. Bevor wir losfahren, beten wir gemeinsam. Dann schaut Charlotte mich an und sagt sinngemäß: „Wenn uns unterwegs etwas Schreckliches passieren sollte, wir fahren in die Ewigkeit." Dabei strahlt sie wie ein junges Mädchen.

In Polen lebte im 19. Jahrhundert ein bekannter jüdischer Rabbi, genannt Chofetz Chaim. Eines Tages bekam er Besuch von einem Mann, der einen Rat von ihm erbat. Der Besucher war sehr erstaunt, dass die Wohnung des Rabbis nur aus einem Zimmer bestand, dessen Inventar äußerst schlicht war: ein Tisch, einige Stühle, kein Komfort. „Meister, wo haben Sie denn Ihren Hausrat und Ihre Möbel?" Der Rabbi fragte zurück: „Wo haben Sie denn Ihre?" Der Besucher war irritiert. „Ich bin doch nur auf der Durchreise!" – „Sie werden staunen, ich auch!", antwortete der Rabbi.

Das ist keine Angst machende Vorstellung. Es ist eine befreiende und lebensbejahende Überzeugung. Sie ermutigt und stärkt das Vertrauen, um das Hier und Jetzt tatkräftig wahrzunehmen und der Ewigkeit erwartungsvoll entgegenzugehen.

Wie heißt es in der Bibel? „Denn auf dieser Erde gibt es keine Stadt, in der wir für immer zu Hause sein können. Sehnsüchtig warten wir auf die Stadt, die im Himmel für uns erbaut ist" (Hebräer 13,14).

Hilfreich ist es, wenn wir uns an keinen Besitz hängen, uns hier nicht auf ewig einrichten. Je mehr wir besitzen, je mehr wir Wohlstand und Luxus lieben, desto mehr klammern wir uns an diese weltlichen Schätze. Unsere Sehnsucht soll auf die Ewigkeit gerichtet sein, auf den Himmel, auf „Abrahams Schoß".

Wer das aus tiefstem Herzen sagen kann: „Wir sind nur auf der Durchreise", der ist nicht an diese Welt gefesselt. Er muss dennoch nicht in äußerster Bescheidenheit sein Dasein fristen. Er genießt die Welt, die Gott ihm geschenkt hat. Er schaut nicht ängstlich und verzweifelt auf das Morgen, wo der Tod ihm alles nimmt. Er schaut sehnsüchtig in die Zukunft, auf das ewige Zuhause.

Charlotte und ich sind dankbar, dass wir nicht von starken Schmerzen geplagt werden, dass wir jeden Tag satt werden, dass wir keine Verfolgung, keinen Krieg, keine Einsamkeit und Heimatlosigkeit erleben. Sind das keine Geschenke?

In den letzten Monaten des Jahres 2017 befindet sich meine Frau in einer Lage, die der des eben erwähnten Rabbis ähnelt. Sie hat ein kleines, schönes Zimmer. Es fehlt jeder Komfort. An der Wand zwei Bilder: eine Schnitzerei, die Mose und Gott darstellt, die sich auf dem Berg Horeb begegnen; im Mittelpunkt die Gebote, die unserem Leben den Rahmen verleihen. Auf dem zweiten Bild sind große leuchtende Kerzen – Jesus ist das Licht der Welt, er vertreibt die Dunkelheit aus unserem Leben.

Wir beide leben von diesen Wahrheiten: Gott ist da, er ist keine erdachte Größe oder ein Wunschtraum, er ist real und hat die Welt und uns in der Hand. Diese Gewissheit schenkt Halt, vermittelt Geborgenheit und Schutz von allen Seiten.

Immer wenn ich Charlotte besuche, erleben wir am Schluss einen kleinen Abschied. Wir gehen auseinander und sind doch fest verbunden. Wir müssen loslassen und sind doch fest gehalten. Wir müssen allein fertigwerden und sind doch nicht allein.

Von Gott erwarten wir, was wir tun sollen

Solange Charlotte noch sprechen und antworten kann, antwortet sie auf meine Frage, was sie beschäftige: „Dass geschieht, was Gott will."

Die Antwort kommt ohne langes Nachdenken. Wahrscheinlich spürt sie mehr als ich, dass ihr Leben dem Ende entgegengeht. Selbst in ihrer Demenz kommt keine Bedrücktheit zur Sprache, keine spürbare Unruhe und keine Verzweiflung.

Wir wissen, wie wir leben sollen, wie wir unser Leben gestalten wollen. Wir leben in der Gegenwart, die Gott bestimmt. Wer nach vorn schaut, lässt die

Vergangenheit hinter sich. Das kann Charlotte. Und das ist ein Segen in der Demenz.

„Werde ruhig vor dem Herrn und warte gelassen auf sein Tun!", heißt es in Psalm 37,7.

Erwartung ist die stärkste Kraft im Leben. Positive Erwartungen stimulieren, wirken ansteckend, geben dem Leben Schubkraft, Sinn und Zukunft. Sie geben uns Einsicht, worauf es ankommt.

Wer weiß, dass Gott da ist, lebt nicht im luftleeren Raum. Wir werden gelassen. Warum? Weil wir ihm das Leben überlassen, weil nicht alles an uns hängt.

Dieses Vertrauen haben viele als Kind erlebt, indem ihre Eltern ihnen Mut gemacht haben, sie unterstützt und begleitet haben. Diese Rolle der Eltern hat Gott übernommen. In seinem Wort ist er uns Vorbild und Leitfigur. Je mehr wir ihm vertrauen, desto mehr wird er uns zum Mutmacher.

Wer dagegen keine Erwartungen mehr hat, hat sich und das Leben abgeschrieben, tritt auf der Stelle, baut ganzheitlich ab.

Offensichtlich hat Charlotte in den letzten Monaten ihres Erdendaseins keine Erwartungen mehr an dieses Leben. Keine Frage mehr: „Wann darf ich endlich nach Hause?" Oder: „Wann darf ich endlich wieder ein normales Leben führen?" Oder auch: „Wann macht Gott mich wieder gesund?"

Ein erfülltes Leben
und eine gelungene Partnerschaft

Wir beide sind für unsere Ehe, für unser Zusammensein, für unser Miteinander, für gemeinsame Überzeugungen, Lebensentwürfe und Ziele dankbar.

Natürlich gab es in den vielen Jahren auch Auseinandersetzungen, Streit, Vorwürfe, Unfreundlichkeit. Wer etwas anderes sagt oder erwartet hat, wird unserer Persönlichkeit nicht gerecht. Wir Menschen sind verschieden und bleiben verschieden. Wir haben unterschiedliche Wünsche, unterschiedliche Vorlieben, einen unterschiedlichen Geschmack. Die Lebenskunst besteht darin, mit dem Partner, mit dem Geliebten oder der Geliebten eine Lösung zu finden, die beide zufriedenstellt. Je egoistischer wir uns gebärden, desto größer die Widersprüche, die Abneigung, die Spannung, die viele nicht aushalten.

Und diese gelungene Partnerschaft ist uns nicht in den Schoß gefallen.

Wir lieben uns, aber wir leben letztlich von Gottes Liebe. Unsere menschliche Liebe ist das Brüchigste, was ich kenne. 50 Jahre Eheberatung haben uns beide hellhörig gemacht.

Viele verwechseln Liebe mit Verliebtheit. Sie sagen: „Wir lieben uns", und meinen die Verliebtheit, die Befriedigung, die sexuelle Anziehung.

Im hohen Alter hat diese Art von Liebesgefühlen in der Regel ausgespielt. Auch bei Charlotte und mir. Nun müssen gemeinsam Wege gefunden werden, wie die Liebe neu Gestalt gewinnt, wie wir uns gegenseitig unsere Liebe zeigen, wie wir die Lebenszufriedenheit gemeinsam entfachen und entfalten können.

Jetzt ist mehr denn je eine Liebe gefragt, die in erster Linie bedeutet: Ich kümmere mich um den anderen, ich tue ihm Gutes, ich probiere aus, was ihn beglückt, ich schenke ihm Zuwendung, ich überwinde meine eigenen Gefühle, ich reagiere auf Wünsche, die mir nicht schmecken müssen, ich erdulde die Krankheiten, die Gebrechlichkeiten und die Schwächen des anderen.

Wir beide haben es ausprobiert, haben Möglichkeiten und Wege gefunden, die uns anziehen und nicht auseinanderbringen. So haben wir es gemeinsam in ehrlichen Zeilen formuliert:

Du beglückst den andern
und wirst selbst beglückt;
du beschenkst den andern
und wirst selbst beschenkt;
du erbaust den andern
und wirst selbst erbaut;
du bejahst den andern
und wirst selbst bejaht;

du bestärkst den andern
und wirst selbst bestärkt;
du gewinnst den andern
und wirst selbst ein Gewinn.

Unsere Ehe:
Introversion, Extraversion und Demenz

Wir sprechen von extravertierten und von introvertierten Persönlichkeiten. Meine Frau ist durch die Eigenschaft „Introversion" gekennzeichnet.
Der introvertierte Mensch
- ist nach innen gekehrt;
- ist in der Regel gewissenhaft und nachdenklich;
- ist sorgfältig und gründlich;
- ist zurückhaltend, steht nicht im Mittelpunkt;
- ist der Schüchterne, der oft nicht an sich glaubt;
- ist der Mensch, der sich mitreißen lässt.

Was hat sich bei ihr geändert?
Die Verantwortung, die in ihrem bisherigen Leben großgeschrieben worden ist, hat sie an Gott abgetreten. Aufgaben und Pflichten, Gründlichkeit und Genauigkeit hat sie aus ihrem Tätigkeitsfeld verbannt. Alterswünsche und Demenz verbünden sich hier. Sie will Freiräume leben, Unbeschwertheit erfahren, entlastet leben, nicht mehr gefordert werden.

Ich dagegen bin der Extravertierte. So jemand
 - hat das Herz auf der Zunge;
 - spricht oft schneller, als er denkt;
 - gibt sich zugewandter und offener;
 - will gehört und gesehen werden;
 - kann sich schneller und leichter
   dem anderen zuwenden.

Der introvertierte Typ – wie meine Frau – ist eher
nachdenklich und redet nicht viel mit mehreren
Menschen gleichzeitig; er liest viel und kann sich
gut allein beschäftigen.

Meine Frau hat allerdings in den letzten Jahren
immer weniger gelesen und im letzten halben Jahr
gar nichts mehr. Die Andachten lese ich ihr vor, und
je schwächer sie wird, desto mehr muss ich meine
Texte kürzen und die Stimme verstärken.

Die Forschung geht davon aus, dass Introversion
genauso wie Gewissenhaftigkeit, Offenheit für Neues und Verträglichkeit zu 50 Prozent genetisch festgelegt ist. Das Temperament ist also kaum veränder-
bar und bleibt in der Regel ein Leben lang erhalten.

Das Gehirn des Introvertierten ist stärker durch-
blutet, womit es eine höhere Aktivität verrät. Der
Introvertierte muss intensiver denken, mehr Informationen einbeziehen, länger und gründlicher alles verarbeiten. Eine ganze Reihe von Fähigkeiten
kennzeichnen ihn:

- Er geht vorsichtig an alles heran;
  Risiken werden gut durchdacht.
- Er kann sich in ein Thema vertiefen
  und sich darauf konzentrieren.
- Er kann gut zuhören und gibt dem anderen
  das Gefühl, ernst genommen zu werden.
- Er ist in allen Beziehungen unabhängiger,
  ist kein Mitläufer.
- Er hat ein gutes Einfühlungsvermögen.

Das habe ich jahrzehntelang bei meiner Frau beobachtet: Sie hat nicht in erster Linie geredet, sondern gut zugehört. Während ich meine Beratungszeit oft überzogen habe, hat sie ihre vereinbarte Gesprächszeit eingehalten.

Ihre Demenz spiegelt nun den Rückzug, die Unabhängigkeit, ihr Freiheitsbedürfnis, die Abgabe von Verantwortung.

Der demenzkranke Mensch erleichtert sich sein Leben entsprechend seinem ganz individuellen Stil. Wie das aussehen kann, zeigt wieder ein Beispiel aus dem Erleben mit meiner Frau. Wenn ich sie besuche, sitzt sie halb liegend im Bett. Der Kopf ist hochgestützt. Ich streichle ihre Hände und Arme, während sie mich aus großen, ruhig wirkenden Augen anschaut. Ich frage sie: „Woran denkst du jetzt?" Jedes Mal kommt die Antwort: „Ich denke nicht, ich genieße."

Was heißt das? Sie will nicht mit dem Kopf arbeiten, will sich nicht anstrengen, sie will die neuen Freiräume genießen. Man würde sonst auch ihre Antwort falsch verstehen, wenn sie gefragt wird: „Wie geht es Ihnen, Frau Ruthe?", und sie aus tiefstem Herzen sagt: „Sehr gut!"

Diese Antwort ist nicht oberflächlich dahingesprochen, sondern ist Ausdruck ihrer tiefsten Empfindung. In den letzten Wochen vor ihrem Tode kann sie zwar nur noch mit dem Kopf nicken. Aber ihr innerstes Gefühl ist deutlich erkennbar. Sie will glücklich und zufrieden sein.

Das heißt: Die Veränderungen, die im Gehirn ablaufen, entsprechen ihren Vorstellungen; ihre geheimsten Wünsche werden vom Gehirn befolgt. Oder sie registriert die Gehirnveränderungen und versucht, das Beste daraus zu machen. Meines Erachtens sind beide Deutungen möglich.

Meine Frau und ich sind grundverschieden. Aber die Verschiedenheit fordert uns heraus. Wir spielen uns in die Hände. Wir suchen nach Möglichkeiten, gegenseitig positive Gefühle hervorzurufen. Liebe heißt schon seit Jahren für uns: „Deine formulierten oder unausgesprochenen Wünsche stehen im Vordergrund, deine Erwartungen sind für mich maßgebend, deine Gefühle will ich erkennen und anerkennen."

Beide bemühen wir uns, gegenseitig Anknüpfungspunkte zu entdecken, die der andere wohlwollend genießt.

Wir wollen miteinander alt werden

Ein Miteinander gelingt nur, wenn wir einander vergeben können, den anderen achten, ehren, ernst nehmen, um gemeinsame Lösungen bemüht sind. Ohne Gottes Liebe ist das unmöglich.

Wenn uns das Miteinander in die Wiege gelegt wäre, gäbe es nicht weltweit ständig Kriege, Mord und Totschlag. Dann würden Völker und Menschen friedlich miteinander leben, Freud und Leid teilen, Hunger und Entbehrungen gemeinsam bewältigen. Doch jeden Tag sind die Zeitungen voll mit Nachrichten über Demütigungen, Schmerzen, Schrecken, die Menschen einander zufügen.

Charlotte hat mittlerweile alle Gedanken, die mit solchen Nachrichten zu tun haben, beiseitegeschoben. Die letzten Monate vor ihrem Heimgang hat sie nie mehr gefragt: „Was ist in den Nachrichten? Wie sieht es politisch bei uns aus? Was gibt es Neues in der Verwandtschaft? Wie steht es um den Garten – hast du Blumen oder Sträucher gepflanzt?" Den Fernseher, den ich ihr gekauft habe, benutzt sie nicht mehr. Sie lebt bereits in einer anderen Welt.

Einige Monate vorher haben wir in einer liebevollen Zweisamkeit diese Zeilen entworfen:

Miteinander gehen,
füreinander einstehen,
beieinander bleiben,
aneinander hängen,
voneinander leben,
nebeneinander ein Ziel ansteuern,
untereinander im Frieden leben,
gegeneinander niemals antreten,
das kann nur ER uns schenken.

Jetzt brauchen wir seine Liebe.
Seine Liebe in uns ist stärker
als unsere Unvernunft,
als unsere Vorurteile,
als unsere Rechthaberei,
als unsere Lieblosigkeit.

Wir haben es beide nicht zugelassen, dass böse Auseinandersetzungen länger als einen Tag andauerten. Weitgehend konnten wir diese gemeinsame Verpflichtung einhalten.

Mehr als 65 Jahre gemeinsamer Ehe haben uns geprägt. Ein Satz der Bibel ist die Leitidee gewesen: „Einer trage des andern Last, so werdet ihr das Gesetz Christi erfüllen" (Galater 6,2). Wir haben den Gedanken auf unsere Ehe bezogen: Beide müssen mit seltsamen Ideen des anderen, mit merkwürdigen Gewohnheiten, mit gegensätzlichen Persönlichkeitsmerkmalen, mit tausend anderen Widersprüchlichkeiten fertigwerden. So ist das (Zusammen-)Leben, so ist Partnerschaft. Wer das nicht wahrhaben will, darf keine Ehe eingehen.

Diese biblische Aussage ist auch ein Schlüsselsatz für den Frieden in der Welt. Er ist ein Schlüsselsatz für Verträglichkeit und Vertrauen, für Miteinander statt Gegeneinander, für Teamgeist statt Konkurrenzstreben.

Mit zwei Gedichten, die wir beide schätzen und schon einige Male vorgelesen haben, wenn „dicke Luft" gewesen ist, möchte ich das Thema Partnerschaft beschließen:

Unser schönstes Wort: DU,
unser gemeinsames Ziel: WIR,
unser Schlüssel im Streit: VERGEBUNG,
unser Vertrauen im Leben: GOTT,
unsere Energiequelle: seine LIEBE.

Verstehen und Innigkeit
in der Partnerschaft beinhalten:
mit den Ohren des anderen zu hören,
mit den Augen des anderen zu sehen,
mit der Logik des anderen zu denken,
mit den Erfahrungen des anderen zu leben,
mit der Sicht des anderen einverstanden zu sein,
mit dem Herzen des anderen zu fühlen.

Welche Sehnsucht treibt uns?

Pflanzen treibt die Sehnsucht nach Sonne. Die Liebessehnsucht treibt Menschen und Tiere zusammen. Die Sehnsucht nach Abwechslung treibt Menschen auseinander. Die Sehnsucht wächst aus Enttäuschung, aus Entfremdung, aus Entbehrung.

Die Sehnsucht nach Gott gibt dem Leben Sinn und Zukunft. Wir wollen es nicht nur sagen und predigen, wir wollen es leben!

Viele sehnen sich nach einer Idylle, weil sie vom Denken und Leben in unserer Welt enttäuscht sind, von Raserei und Schnelligkeit gestresst und von den ständigen Veränderungen unglücklich werden.

„Die Sehnsucht gibt dem Herzen Tiefe", stellte schon Augustinus vor Jahrhunderten fest. Welche Sehnsüchte treiben den Menschen? Untersuchungen nennen einige Schwerpunkte:

- eine funktionierende Partnerschaft,
- eine sich verstehende Familie,
- eine erfüllende Arbeit,
- eine echte Freundschaft,
- ein Leben mit Lebensqualität.

Christen sehnen sich nach einem erfüllten Leben. Plötzlich bekommen Partnerschaft, Familie, Arbeit, Freundschaft und Zusammenleben ein anderes Gepräge.

Wir sind aber auch selber das Ziel einer Sehnsucht. Wie Augustinus es formuliert hat: „Der Mensch ist die Sehnsucht Gottes." Er sehnt sich nach Liebe von uns, dass wir ihm gehören, dass wir in Christus den Weg, die Wahrheit und das Leben finden.

Ich will diese Sehnsucht nicht verpassen, nicht verschmähen; ich will aus Gott und in Christus leben. Wenn ich mich Christus anvertraue, bekommt mein Leben Sinn, Kraft, Zukunft. Die ewigen himmlischen Dinge rücken in den Mittelpunkt. Alle meine Sehnsüchte werden in Christus gestillt. Weil er da ist, nehmen wir Freud und Leid, Krankheit und Gesundheit, Sommer und Winter, alle Persönlichkeitsprägungen aus seiner Hand. Meine Frau und ich haben einen Lieblingssatz: „Alles muss an IHM vorbei!"

Wir sehnen uns nach ihm und versuchen, nach seiner Leitung, nach seinem Wort und in seinem

Geist zu leben. „Gott! Du bist mein Gott! Ich sehne mich nach dir, dich brauche ich!" (Psalm 63,2).

Ja, wir brauchen ihn, um mit dem Leben fertigzuwerden. Wir brauchen ihn, um nicht fried- und freudlos zu werden. Wir brauchen ihn, um nicht am Ende unseres Lebens verzweifelt zu sein.

Als Christ sage ich:
Mein Herz sehnt sich
nach Erneuerung in der Kraftlosigkeit,
nach Trost in der Krankheit,
nach Zuversicht in der Hoffnungslosigkeit,
nach Ermutigung in der Resignation,
nach Geborgenheit in Gottes Nähe,
nach Liebe in seinem Namen.

Können wir abdanken?

Können wir zurücktreten? Können wir abtreten? Können wir abdanken?

Abdanken – ein wunderbarer Begriff. Das bedeutet: sich mit Dank verabschieden, sich mit Dank zurückziehen, sich mit Dank aus der Verantwortung herausnehmen.

Wir kennen das Wort aus der Geschichte. Könige, Präsidenten, Bosse und bekannte Persönlichkeiten danken ab. Wer danken kann, scheidet zufriedener und zuversichtlicher aus dem Geschäft des Lebens aus. Wir danken für Gottes Führung, für Gottes Begleitung und für Gottes Segen, den er uns jahrzehntelang geschenkt hat. Das heißt auch: nicht mit Bitterkeit und Resignation abtreten, nicht verzweifelt dem Leben den Rücken kehren.

Was hinterlassen wir den anderen, den Kindern, den Freunden, den Menschen, die mit uns eng verbunden sind?

„Mach uns bewusst, wie kurz das Leben ist, damit wir unsere Tage weise nutzen!", heißt es in Psalm 90,12. Machen wir das doch zu unserem Gebet.

Jesu Auferstehung garantiert unsere Ewigkeit

Jesu Tod am Kreuz ist die größte Liebestat der Welt, die ich mir vorstellen kann. Von dieser revolutionären Tat leben wir. Sie gibt unserem Leben Inhalt, Sinn und Zukunft. Jesu Opfer macht uns zu neuen Menschen. Darum ist Ostern das Fest aller Feste: Es ist die Freude über seine Auferstehung – und die Vorfreude auf unsere eigene Auferstehung.

Charlotte und ich sind hochbetagt. Wie schauen nicht verzweifelt auf das Morgen. Wir sind dankbar für alles Gewesene. Wir machen uns nicht verrückt mit unvorstellbaren Ängsten. Wir rechnen mit unserem Ableben, wir glauben, dass Gott uns erlöst.

Alles, was noch kommt, wollen wir aus seiner Hand nehmen.

Meine Frau ist dement. Natürlich leiden wir beide darunter. Aber wir fühlen uns von Gott nicht betrogen. Keiner hat laut oder leise Gott Vorwürfe gemacht. Wir haben ihn nicht angeklagt. Und wir beten nicht um Heilung. Wir flehen nicht um Lebensverlängerung. Wir beten beide, dass sein Wille geschehe. Die Schwäche, die uns beide kennzeichnet, ist ein Fingerzeig Gottes: „Irgendwann seid auch ihr an der Reihe, die Augen für immer zu schließen." Diese geistliche Übereinstimmung, die wir beide leben dürfen, ist ein Geschenk.

Charlotte nimmt auch die Demenz aus Gottes Hand. Zugleich ist uns bewusst, dass die Demenz mitverursacht sein kann durch Unterlassungen und Versäumnisse, Bequemlichkeit und Eigensinn, durch die Art, wie wir unser Leben geführt haben. Es wäre Selbstbetrug, wenn wir das verschweigen würden. Auch als Christen sind wir nicht perfekt, wir sind gerecht und Sünder zugleich, wie Luther es treffend ausgedrückt hat.

Gott hat uns weitgehend gesund auf die Welt gebracht. Leib, Seele und Geist sind seine Geschenke. Darum erwartet der lebendige Gott, dass wir diese Geschenke pflegen und sorgsam behandeln und gesund erhalten, soweit es in unserer Macht steht. Wir sind sein Eigentum. „Ihr aber seid ein von Gott auserwähltes Volk (…), ihr gehört ganz zu ihm und seid sein Eigentum" (1. Petrus 2,9).

Hinweise für Partner und Angehörige, die Demente betreuen

Jeder, der mit nahen Angehörigen zu tun hat, die dement geworden sind und Pflege brauchen, benötigt Empathie, Einfühlungsvermögen. Wie fühlt sich der demenzkranke Mensch? Wie begreift er seine Umwelt? Wir fühlen uns ein in seine kognitiven Schwierigkeiten. Wir akzeptieren: Die demente Person kann nicht anders.

Bei meiner Frau erlebe ich: Ganz zu Anfang, wenn ich sie in der Pflegeeinrichtung besuche, ist Nähebedürfnis ihrerseits da, gegenseitige kleine Zärtlichkeiten, wir lächeln beide und fühlen einander sehr nahe. Wochen später wird ihr Gesichtsausdruck distanzierter. Der innere Abstand hat sich vergrößert. Nicht weil sie nicht mehr will, sondern weil die Demenz ihre Vorstellungen und Wahrnehmungen verändert hat. Noch etwas später bleibt sie im Bett liegen, wenn ich komme. Sie lächelt nur einen Augenblick, bevor ihr die Augen wieder zufallen.

An anderer Stelle habe ich von meiner Frau bereits gesagt: Ihr Lebensstil, sich Freiräume zu schaffen, die ihr Entlastung und Ruhe bringen, verändert ihre Bereitschaft, sich zu öffnen. Sie zieht sich zunehmend in ihre Welt zurück.

Im Grunde will der Demente uns mit seinem Verhalten nicht im Wege stehen. Er will uns ja nicht ärgern. Er sucht seinen Stil und seine Lebensart, die ihm helfen. Die Demenz verrät uns seine Art, zu denken und zu leben. Wenn wir Kritik vermeiden, Ärger und Frustration verschweigen, helfen wir dem kranken Menschen, seine gefundene Lebensart zu verstehen und zu bejahen. Vorwürfe und geäußerte Enttäuschung fördern seine Hilflosigkeit und Ohnmacht und erzeugen Abwehr.

Helfen Sie dem Dementen, sich in seiner Welt zurechtzufinden. Versuchen Sie, ruhig und gelassen den Sinn seiner Reaktionen und Verhaltenseigenarten zu erkennen und zu verstehen, statt dem Kranken aus dem Wege zu gehen.

Besonders schwer wird es für uns als Angehörige, wenn der Demente uns nicht mehr erkennt, vielleicht auch nicht mehr kennen will, wenn wir ihm scheinbar egal sind. Da müssen wir uns besonders bewusst machen, dass hier keine böse Absicht zugrunde liegt.

Wenn Sie als Christen miteinander umgehen, beten Sie regelmäßig. Das Gebet macht deutlich, dass wir in jeder Lage mit Gott verbunden sind, dass alles an ihm vorbei muss, dass er uns liebt, wie wir sind, nicht wie wir sein sollten.

Und wenn die Demenz schwerer wird?

Die Desorientierung wird immer schlimmer. Die demente Person weiß nicht mehr, wo sie ist. Die Zeitvorstellung gerät mehr oder weniger völlig durcheinander. Andere Menschen werden immer schwerer erkannt, am Ende nicht einmal mehr die eigenen Kinder, der eigene Partner. Der Erkrankte erkennt sich selber auf Fotos nicht mehr. Er schaut in den Spiegel und weiß nicht, wer ihm dort entgegenblickt.

Der Demente ist zunehmend auf fremde Hilfe angewiesen. Alle normalen Tätigkeiten werden zum Problem: sich waschen und ankleiden, essen und trinken, der Gang zur Toilette. Die Sprachfähigkeit schwindet, ebenso die Mobilität. Die Gebrechlichkeit nimmt zu. Die Kontrolle über den eigenen Körper geht verloren.

Die Angehörigen erleben ein Gefühl der Entfremdung, der wachsenden inneren Distanz. Besuche können zur Qual werden. Es sitzen sich Menschen gegenüber, die kaum noch etwas mit dem anderen anfangen können.

An einem Sonntag vor Weihnachten haben meine Frau und ich Besuch von einem befreundeten Ehepaar. Lange Zeit halten wir uns im Zimmer meiner Frau auf. Dann zeigt die Uhr die Abendessenszeit an.

Wir gehen gemeinsam zum Speiseraum, Charlotte an meinem Arm. Auf dem Weg dorthin begegnet uns eine schwer demente Frau im Bademantel, die oft ruhelos auf den Fluren der Einrichtung entlangläuft. Sie gehört zu den jüngsten Bewohnern der Vollzeitpflege. Als sie an unserem Besuch vorbeigeht, spricht sie die Frau unseres Freundes, die etwa im gleichen Alter wie die Erkrankte ist, ohne Vorwarnung an: „Ich hasse dich!"

Was geht in einem dementen Menschen vor, der so etwas ausspricht? Ist sie böse, traurig und wütend auf die gesunde Frau, die an ihr vorbeigeht? Ich kann es mir nicht erklären.

Es ist nachvollziehbar, dass viele nahe Angehörige dankbar sind, wenn die demente Person stirbt, weil sie so – wie es dann oft in Todesanzeigen zu lesen ist – „erlöst" worden ist. Die Erlösung wird nicht geistlich verstanden, sondern als Befreiung von irdischem Leid gedeutet. Die Angehörigen ihrerseits können sich, möglicherweise schwer angefochten und belastet, von dem Kranken lösen. Es ist erst recht eine Erlösung, wenn der Verstorbene als Christ und im Glauben zu den von Gott Erlösten gehört, die er zu sich rufen wird.

Der Tod ist der letzte Feind, der überwunden wird (1. Korinther 15,26). Selbst Jesus hat diese Feindschaft erlebt: „Als Jesus unter uns Menschen lebte, schrie er unter Tränen zu Gott, der ihn allein vom Tod retten konnte" (Hebräer 5,7). Weil der Tod der Feind Gottes ist, trennt er uns von Gott, der Leben und Schöpfer allen Lebens ist. Christus aber hat diese Trennung überwunden – für uns.

Ich freue mich, dass ich noch leben kann

Mit großem Interesse habe ich das oben zitierte Buch „Lebenslust" von Manfred Lütz gelesen. Darin setzt er sich auch mit dem Begriff „Lust" auseinander. Wer auf Lust verzichtet, verzichtet auf Genuss, so die Aussage des Autors. Er zitiert den Kirchenvater Thomas von Aquin: Gott habe die leibliche Lust geschaffen, sodass auch wir sie genießen dürften.

Auch der Spaß gehört zur Lust dazu. Selbstverständlich kann ich gelungene Witze oder gute Kabarettsendungen genießen, die mir Spaß machen. Aber bei aller grundsätzlichen Zustimmung: Von „Lust am Leben" zu sprechen fällt mir gegenwärtig schwer. Wenn ich gefragt würde: „Wie empfindest du dein Leben heute?", würde ich antworten: „Ich bejahe das Leben, Gott hat es in seiner Hand. Ich bejahe Freud und Leid, Kummer und Wohlergehen. Alles muss an Gott vorbei. Ich bin dankbar, dass wir gut und reichlich zu essen haben, dass wir in Europa Frieden erleben, dass meine Frau und ich bis jetzt relativ schmerzfrei unsere Tage verbringen dürfen, dass wir uns nicht niederdrücken lassen."

Das sind positive Gefühle, positive Eindrücke. Dankbarkeit, die die Lebensstimmung beflügelt, ein geschenkter Glaube, der Zufriedenheit vermittelt, eine spürbare Gegenwart Gottes, die uns als Hochbetagte begleitet.

Der kleine Abschied und der große

„Gott, der Herr, spricht: ‚Ich bin der Anfang, und ich bin das Ziel, das A und O.‘" So heißt es im letzten Buch der Bibel (Offenbarung 1,8). In Gott hat alles begonnen, in ihm wird alles enden. Er ist das Ziel.

Wer ziellos lebt, lebt ohne Halt und ohne Zukunft. Gott zieht die Fäden, die bunten, die dunklen, die starken und schwachen. Wenn wir das sagen können, schauen wir zuversichtlich ohne Angst vor dem „Sensenmann" nach vorn.

Matthias Claudius hat es herrlich formuliert:
Wir stolzen Menschenkinder
sind eitel arme Sünder
und wissen gar nicht viel.
Wir spinnen Luftgespinste
und suchen viele Künste
und kommen weiter von dem Ziel.

Viele Menschen wollen nicht in den Himmel kommen, sie wollen „nach oben kommen", Karriere machen, einen hohen Lebensstandard erreichen.

Wie verbringen wir unsere Lebenszeit? Einer Zeitschrift entnehme ich folgende Zusammenstellung von Durchschnittswerten:

- Wir schlafen:	24 Jahre,
- wir sehen fern:	12 Jahre,
- wir unterhalten uns:	12 Jahre,
- wir arbeiten:	8 Jahre,
- wir essen:	5 Jahre,
- wir sitzen im Auto:	2,5 Jahre,
- wir sitzen auf der Toilette:	6 Monate,
- wir beten:	2 Wochen.

Wenn meine Frau und ich uns trennen, ehe wir uns am nächsten Tag wiedersehen, löst dieser „kleine Abschied" einige Male auch Panik aus.

Hut und Mantel sind schon angezogen. Wir schmiegen uns aneinander. Die Angst, den anderen nicht wiederzusehen, ist groß.

Ganz zu Anfang in der Pflege ruft meine Frau beim Abschied: „Ich halte das nicht aus!" Sie lässt die Tür offen und schaut verzweifelt hinter mir her.

Am Flur-Ende biege ich nach rechts und bin verschwunden. Auch bei mir pocht das Herz wild. Eine riesige Unruhe wird in mir geweckt.

Auf der Heimfahrt mit dem Bus beginnt die schmerzhafte Verarbeitung. Auch das Alleinsein am Abend ruft immer wieder Szenen der Begegnung ins Bewusstsein. Die kleinste Veränderung, die ich an Charlotte beobachtet habe, wird innerlich intensiv bewegt.

Ich muss Tabletten nehmen, damit ich schlafen kann. Die Erregung, die Überreizung und die seelische Belastung haben mich nervlich sehr mitgenommen.

Einige Wochen später ist Charlotte insgesamt ruhiger geworden. Wir können uns berühren, dann beten wir innig und gemeinsam. Beide fühlen wir uns geborgen in Gott. Gott hat mir die übertriebenen Sorgen abgenommen. Wir spüren seinen Beistand und die Kraftzufuhr, die er uns vermittelt: „Und siehe, ich bin bei euch alle Tage bis an der Welt Ende" (Matthäus 28,20).

Wir sind auf keinen Fall allein,
wir sind auch nicht verloren,
wir bleiben stets zu zweien,
ER ist für uns geboren.

Mit dir gehn wir zu dritt
durch dieses wirre Leben,
beruhigt ziehn wir beide mit,
die ew'ge Heimat wirst du geben.

Charlotte wird immer schwächer

Wir reden über den kleinen und den großen Abschied. Aber das Leben meiner Frau geht weiter. Schwäche und Demenz verstärken sich indessen.

Charlotte isst und trinkt zu wenig, wodurch ihre körperliche Kraft weiter abnimmt. Anfangs kann sie noch allein aufstehen, allein zur Toilette gehen, sich allein aus- und anziehen.

Dann lässt die Beweglichkeit nach. Sie kann nur noch mithilfe des Pflegepersonals das Bett verlassen. Sie sitzt im Rollstuhl, muss zum Essen gefahren werden.

Auch das ist irgendwann nicht mehr möglich. Sie bleibt im Bett liegen, das Essen wird ihr gebracht.

Aber der Wunsch zu essen wird schwächer. Wenn ich komme und ihr eine Praline gebe, die sie sich gewünscht hat, dann bleibt die Schokolade eine Viertelstunde im Mund. Die Kraft zum Kauen nimmt ab.

Die Fähigkeit, Sätze und Gedanken zu formulieren, schwindet. Ich sitze neben ihr, ihre Augen sind zu, sie kann im Handumdrehen einschlafen. Wenn ich sie wieder wecke und wir uns zu unterhalten versuchen, will sie Sätze formulieren, die aber nicht zu Ende gebracht werden. Ihre Stimme ist so leise geworden, dass ich sie nicht verstehen kann. Sie winkt ab, schüttelt schwach den Kopf.

Ob oder wie weit sie die Gedanken innerlich weiterführt, weiß ich nicht. Wenn ich den festen Schlaf beobachte, entdecke ich nicht die leiseste Unruhe. Sorgen und Zweifel sind wie weggeblasen. Und die Beobachtung stimmt mit ihrem Bekenntnis überein, wenn sie nach ihrem Befinden gefragt wird: „Richtig gut!" Diesen Gedanken und dieses Gefühl vermag sie glaubhaft zu vermitteln.

Sie hat keine Schmerzen. Dafür hat sie sich bei Gott immer wieder bedankt. Sie hat zu essen, das ist keine Selbstverständlichkeit in einer Welt, in der Milliarden Menschen hungern. Sie hat einen Mann, der sie beschützt und besucht. Und sie weiß sich von Gott gehalten und geführt.

Ich schaue in ihr Gesicht. Offensichtlich hat das Pflegepersonal das ebenfalls im Auge. Rötungen, Pickel und dunkle Flecken säumten sonst ihr Gesicht; sie ging ungern zum Hautarzt. Jetzt aber hat sie keine Fältchen unter den Augen. Die Haut ist glatt, ohne Pickel und ohne Verfärbungen. Im Bad finde ich eine Reihe Fläschchen mit Pflegemitteln für eine gute Gesichtshaut. Den unbekannten Helfern kann ich nur von Herzen danken. Meine Frau ist gar nicht mehr in der Lage, sich um diese Dinge zu kümmern.

Während Charlottes Bewusstsein alle Belastungen beiseitegelegt hat, kreisen meine Gedanken um Abschied und Tod. Ich registriere jede Verschlechterung ihres Befindens. Ungewollt wird aus wärmender Nähe Distanz, wird der Abstand größer, werden starke Gefühle ausgeblendet.

Ich will es nicht verschweigen: Diese Distanz, die sich letztlich aus ihrer Demenz ergibt, macht es mir leichter, den Gedanken an ihren Heimgang zu ertragen.

Aber noch ist es nicht so weit.

Jede Blüte stirbt,
jedes Blatt verliert sein Grün,
jede Lust verdirbt,
jedes Leben kann dem Tod nicht widerstehen.

Abschiednehmen
prägt das ganze Leben,
Abschiednehmen
erfordert einen Neubeginn.
Abschiednehmen
lässt die Seele beben,
Abschiednehmen
gibt dem Morgen einen Sinn.

Der kleine Abschied ist ein Gleichnis für den großen Abschied, für den Tod.

Wir sehen den Geliebten in Gottes Hand.

Der große Abschied kommt näher

Ich will meine Gedanken und Gefühle über Charlotte und mich zu Papier bringen und formuliere oft bis tief in die Nacht, was wir beide am Tag erlebt haben. Ansonsten haben meine Frau und ich nie zuvor ein Tagebuch geführt. Diesen letzten Lebensabschnitt wollen wir intensiv und innerlich tief verbunden mit Gott durchleben.

In unserer beratenden Tätigkeit sind wir beide sehr beschäftigt gewesen. Wir haben uns stets über die Ehe- und Lebensprobleme der Ratsuchenden ausgetauscht. Von allen Ratsuchenden habe ich mir die Erlaubnis geholt, mit meiner Frau über das Besprochene zu reden. Diese Gespräche haben uns beide sehr bereichert und auch unsere Ehebeziehung beglückt. Wir sind noch inniger zusammengewachsen. Denn Männer sehen viele Beziehungsprobleme mit anderen Augen als Frauen. Und diese gegenseitige Ergänzung in Beratung, Seelsorge und Therapie ist notwendig.

Die letzte Zeit unserer Ehe müssen wir beide getrennt durchleben. In unserer langjährigen Ehe ist es nur selten vorgekommen, dass wir einige Monate lang nicht gemeinsam zu Hause gewohnt haben. Solche Trennungszeiten haben wir bewusst gestaltet und sind innerlich nahe am anderen geblieben, seelisch und im Glauben von Gott gestärkt.

Bis zu Charlottes Tod fahre ich jeden Tag mit dem Bus zu ihr in die Vollzeitpflege. Nur an einem Tag liegt Schnee, sodass weder Bus noch Taxi fahren.

Jetzt, nach ihrem Ableben, möchte ich die Gegenwart der letzten Tage wieder aufleuchten lassen – mit meinen Gedanken, Gefühlen und Empfindungen.

Tod und Leben sind zwei Paar Schuhe. Solange wir leben, uns gegenseitig sehen und fühlen, solange fühlen und denken wir anders als nach dem Tod unseres Partners.

Ich versetze mich jetzt also in die letzten Wochen und Tage vor ihrem Tod hinein.

Der Kontakt miteinander wird schwieriger. Noch erkennt meine Frau mich. Wenn ich ihre Hand drücke, Hände und Arme streichle, dann kann sie einen Moment lächeln. Nur für Augenblicke kann sie ihre Arme heben, dann fallen sie schlaff herunter.

Das Gespräch mit einem Arzt macht deutlich, dass vermutlich ein Nierenproblem und eine Infektion der Harnwege ihre Bereitschaft, zu essen und zu trinken, negativ beeinflusst haben.

Ich sitze neben dem Bett auf ihrem Rollstuhl, der schon seit Tagen nicht mehr benutzt wird. Noch vor wenigen Wochen fuhr sie mit dem Rollstuhl zu den gemeinsamen Mahlzeiten; aber sie aß allein, ihre Schwerhörigkeit verhinderte einen echten Gesprächskontakt.

Im Zimmer neben ihr ist eine ältere Dame untergebracht, die Frau meines ehemaligen Chefs, er war Direktor der Diakonie und Superintendent. Sie versucht immer wieder, mit Charlotte ins Gespräch zu kommen.

Aber die Zeit ist abgelaufen. Meine Frau bleibt im Bett. Auch der Toilettenbesuch muss eingestellt werden. Ihre Schwäche nimmt sichtbar zu.

Das Mittagessen steht auf dem Beistelltisch. Fleisch, Kartoffeln und Gemüse sind zu Brei gestampft, sodass sie es ohne Schwierigkeiten zu sich nehmen könnte.

Das Gebiss hat sie längst abgelegt. Etliche Male hat sie selbst und mit meiner Hilfe versucht, es wieder einzusetzen. Nach 17 Minuten, ich habe auf die Uhr geschaut, haben wir beide aufgegeben. Sie schläft sofort nach dieser Anstrengung ein.

Auf dem Beistelltisch stehen immer noch Mittagessen, Getränke und ein süßer Nachtisch. Aber nichts ist angerührt.

Nach ihrem Aufwachen biete ich ihr das Essen, den Nachtisch und etwas zu trinken an. Sie schüttelt den Kopf. Kaffee und ein erfrischendes Getränk halte ich ihr in Abständen abwechselnd an den Mund. Sie öffnet die Lippen, aber mehr als ein paar Tropfen trinkt sie nicht.

Zwischendurch legt sie den Kopf auf die Seite und beginnt zu schlafen. Doch ihr Schlaf ist schwächer geworden. Sie schließt die Augen, aber ihre Wahrnehmung ist noch vorhanden. Die leichtesten Berührungen registriert sie.

Wieder halte ich ihr ein Getränk an den Mund. Die Lippen öffnen sich und zwei weiße Tabletten fallen heraus. Die Medikamente, die für Morgen, Mittag und Abend bereitstehen, hat sie nicht alle heruntergeschluckt.

Ich schaue genauer ins Bett und bemerke eine schmale Tablette, die versteckt in den Kissen liegt. Ich reiche sie ihr und betone, dass sie sie unbedingt herunterschlucken muss. Ohne Reaktion verschwindet die Tablette in ihrem Mund.

Aber zehn Minuten später finde ich sie wieder im Bettkasten. Ich glaube nicht, dass es böser Wille ist. Das Schlucken fällt Charlotte sichtlich schwer. Die Kraft ist zu gering.

Hat sie ihr Leben an den lebendigen Gott schon abgegeben? Ich weiß es nicht.

Auch hörbares Sprechen gelingt ihr nicht mehr. Wenn sie zwei- oder dreimal einen Anlauf macht, mir etwas mitzuteilen, fällt sie in Schlaf.

Der innere Abstand macht mich tieftraurig. Letzte Geheimnisse, Wünsche, Gefühle und Fragen, die wir beide sicherlich haben, können nicht mehr ausgetauscht werden. „Welche Gedanken bewegen dich? Beschäftigst du dich mit Tod und Sterben? Gibt es da Ängste und Ungewissheiten? Gibt es Geheimnisse, die wir voreinander verschwiegen haben?"

Ich bin ratlos. Hat sie solche Fragen überhaupt gehabt? Oder ist die Demenz eine Hilfe, alle Probleme, seelischen Schmerzen und belastenden Dinge beiseitezulassen?

Heute bin ich sicher: Gott kann die Demenz benutzen, damit die Menschen ruhig und unbelastet einschlafen dürfen.

Jedes Mal, wenn ich sie besuche, frage ich sie: „Wie geht es dir?" Nur zwei Mal kommt in der letzten Woche ein „Relativ gut" als Antwort. Ansonsten betont sie deutlich und noch verständlich: „Gut!" Dabei erhellen sich ihre Gesichtszüge. Sie stimmt offensichtlich mit sich überein.

Als ich vor Wochen in der Kurzzeitpflege noch alles mit ihr besprechen konnte, erzählte sie mir dankbar, dass die Pflegekräfte alle sehr nett und zugewandt seien. Sie sei aber auch dankbar, dass sie hier jeden Tag zu essen habe und dass sie keine Schmerzen empfinde. Und sie danke Gott für die liebevolle Partnerschaft, die wir beide jahrzehntelang gehabt haben.

Auch die Pflegekräfte betonen übereinstimmend: Wenn sie sich bei meiner Frau nach ihrem Befinden erkundigt hätten, sei ihnen „Sehr gut" geantwortet worden.

Jeden Tag, wenn ich nach etwa zwei Stunden gehe, beten wir laut und innig. Sie spricht dabei das Schlussgebet. Und jeden Tag lese ich ihr aus meinem neuen Andachtsbuch vor. Die Augen hat sie weit geöffnet. Sie ist voll anwesend.

In den letzten 14 Tagen fallen ihre Gebete aus, weil sie nicht mehr sprechen kann. Sie will zwar, aber es gelingt ihr nicht mehr.

Wenn mein Amen ertönt, sinken ihre gefalteten Hände nach unten. Sie braucht Ruhe und Entspannung. Während ich Mantel, Schal und Handschuhe anziehe, fallen ihr die Augen zu. Ihre Kraft ist aufgezehrt.

Sie zeigt auch keine Panikgefühle mehr, wenn ich gehe und sie allein zurückbleibt.

Zwischendrin kommt der Pastor etliche Male zu Besuch. Charlotte erkennt ihn sofort. Er betet am Schluss mit uns beiden.

Etwa eine Woche vor Charlottes Tod frage ich ihn, ob er die Beerdigung übernehmen könne. Er sagt zu.

Die Schwestern und Betreuer bitte ich zwei Tage vor Charlottes Heimgang, bei ihr auf die Einnahme der Tabletten zu achten. Sie hat große Probleme mit dem Schlucken. Es fehlt die innere Ruhe, die kleinsten Berührungen und Geräusche erschrecken sie.

Immer wieder halten wir uns an den Händen. Aber schon Augenblicke später bin ich es allein, der beim Streicheln und Berühren aktiv ist. Wie oft werde ich das noch erleben dürfen?

Die beiden letzten Lebenstage

Der Abschied kommt schneller als gedacht, das weiß ich heute.

Es ist Mittwoch, der 7. Februar 2018, ein Tag vor ihrem Heimgang. Um 14.30 Uhr stehe ich mit klopfendem Herzen im Gang. Mein ganzes Wesen ist in Aufruhr.

Ich öffne die Tür, sie empfängt mich schlafend. Aufgeregt stehe ich vor ihrem Bett. Ihr Mund ist weit offen, die Augen sind geschlossen. Sie schläft fester als am Vortag. Offensichtlich haben die Pflegekräfte es geschafft, ihr die Tabletten einzuflößen.

Mantel, Schal und Mütze hänge ich an die Garderobe. Dann wecke ich sie, indem ich sie sanft schüttele.

Einen Augenblick sind die Augen weit offen. Sie erkennt mich, und ein Lächeln huscht über ihr Gesicht.

Ich küsse sie auf Stirn und Mund und spreche ihr einige Liebessätze laut in das Ohr, auf dem sie weniger stark schwerhörig ist.

Und schon sind ihre Kräfte wieder am Ende. Die Augen gehen automatisch zu. Der Mund bleibt geschlossen. Eine leichte Aufmerksamkeit ist noch vorhanden. Aber der körperliche Abbau hat sich rasant beschleunigt.

Ich will sie nicht schon wieder wecken. In ihrem Rollstuhl, den sie etliche Tage zuvor noch benutzt hat, sitze ich still vor ihrem Bett.

Nach mehr als einer halben Stunde gehen ihre Augen plötzlich wieder auf. Ihre Stimme ist so leise und unklar, dass ich kein Wort mehr verstehe. Meine Fragen kann sie nicht mehr beantworten. Lediglich mit dem Kopf kann sie mir Zeichen geben, ob sie etwas bejaht oder verneint. Ich muss sehr langsam sprechen, keine komplizierten Fragen stellen und Geduld aufbringen für die Antwort.

Am Ende meines Besuches beten wir gemeinsam. Für Augenblicke hält sie meine Hände fest in den ihren. Ich bete:

„Herr, wir gehören zusammen. Du bist der Dritte in unserer Mitte. So haben wir schon seit Jahren gebetet. Du führst uns, du trägst uns, du entscheidest über unser Leben. Du schenkst uns Geborgenheit. Du umgibst uns von allen Seiten. Wir sind in deiner Hand. Amen."

Ich verabschiede mich und ahne nicht, dass ich sie am andern Tag nicht mehr lebend antreffen werde.

Am 8. Februar komme ich auf die Pflegestation. Es ist ein wunderschöner kalter Sonnentag. Der

Himmel ist ohne die kleinsten Wölkchen. Einige Frauen und ein Mann, Patienten der Station, sitzen schon am Essenstisch, es ist Kaffeezeit.

Niemand ahnt, dass meine Frau schon tot in ihrem Zimmer liegt.

Kaffee und Kuchen werden gebracht.

„Wir haben Ihre Frau schon seit einigen Tagen nicht mehr gesehen!", sagt jemand.

„Ich werde sie gleich besuchen!", sage ich.

„Sie kennen sich ja schon viele Jahrzehnte, hörten wir von einem Pfleger."

Im Stehen erzähle ich den Anwesenden, dass meine Frau und ich uns schon zu Beginn der Schulzeit kennengelernt haben. Wir schrieben Diktate der Lehrer auf Schiefertafeln. Dann mussten Mädchen und Jungs die Tafeln tauschen, um gegenseitig die Fehler anzustreichen. Die Lehrer gingen davon aus, dass Jungen und Mädchen sich in dem jungen Alter noch nicht sehr mögen würden. Bei uns beiden hatten sie sich geirrt. Wir mochten uns bereits.

Wir beide hatten immer die wenigsten Fehler und waren die besten Diktatschreiber. Heute muss ich ehrlich gestehen: Wir haben gemogelt. Beide haben wir gegenseitig die Fehler auf den Tafeln korrigiert und uns „verliebt" angelächelt.

Die Patienten, die mir am Tisch zuhören, lächeln und machen sich ihre Gedanken.

Ich wünsche allen einen guten Appetit und gehe den Gang entlang bis zum Ende, wo das Zimmer meiner Frau liegt.

Ich klopfe wie üblich an die Tür, wohl wissend, dass sie es nicht hören kann. Genau wie am Tag zuvor finde ich sie schlafend, ihr Mund offen und die Augen geschlossen. Ich lege Mantel, Schal und Kappe ab und trete an ihr Bett. Ich streichle ihre Wangen, sie sind noch warm. Innerlich bin ich glücklich, bei ihr zu sein.

Dann schüttele ich sacht ihren Körper, um ihr meine Anwesenheit zu signalisieren. Aber sie reagiert nicht.

Ich bin verstört. Ein Panikgefühl überfällt mich.

Ich schaue ihren Körper genau an. Nicht die leisesten Zuckungen nehme ich wahr.

Tränen schießen mir in die Augen. Damit habe ich nicht gerechnet. Theoretisch schon. Aber die Realität fühlt sich anders an.

Ich renne auf den Flur und bitte eine Pflegerin, mit mir zu kommen. Verwundert sagt sie, dass sie vor einer Stunde bei ihr gewesen sei, da habe sie noch gelebt.

Dann bin ich mit meiner geliebten Frau allein. Keine Zelle regt sich mehr in ihr. Unzählige Gedanken und Gefühle gehen mir durch Kopf und Herz. Ich bin völlig durcheinander. Meine Frau ist noch da – aber nicht mehr lebend.

Meine Verwirrung nimmt eher zu als ab.

Wir müssen Abschied voneinander nehmen. Gott hat gesprochen. Das Gefühl der Dankbarkeit dafür, dass meine Frau nun alles hinter sich hat, und das Gefühl bitterer Einsamkeit streiten wild in meinem Innern.

Ich danke Gott von Herzen, dass Charlotte und ich glückliche, schöne Jahre erlebt haben.

Zugleich fühle ich mich einsam und verlassen. Alles werde ich ab jetzt allein regeln müssen. Nichts kann ich mehr mit meiner geliebten Frau besprechen.

An dieser Stelle füge ich – Wochen später, nach der Beerdigung – noch ein paar Bemerkungen hinzu:

Die Einsamkeit, ohne Charlotte zu sein, ist schwerer und schmerzhafter als gedacht. Ein langjähriger Freund, der auch viele Jahrzehnte mit seiner Frau verheiratet gewesen ist und sie vor mehr als einem Jahr verloren hat, gesteht mir, dass er jeden Tag und zu allen Mahlzeiten eine Kerze anzündet und sich an ihre Gegenwart erinnert. Gute Freunde, die ebenfalls lange verheiratet gewesen sind und mit denen ich in diesen Tagen spreche, gestehen mir ähnliche Gefühle. Jemand aus dem Bekanntenkreis sagt mir: „Ich kenne einige Gemeindeglieder, die mehr als zwei Jahre unter Verlassenheitsgefühlen gelitten haben."

Zurück zu meinen Empfindungen und Gefühlen direkt nach Charlottes Heimgang.

Ich sinke auf einen Stuhl. Schmerzerfüllt rufe ich laut: „Dein Wille geschehe!" Wie oft haben wir das gebetet.

Die innere Zerrissenheit bringt beides zum Ausdruck: Meine Frau und ich sind in Gott sicher und geborgen – aber jetzt bin ich allein. Sie ist da und nicht mehr da.

Mein Andachtsbuch lege ich zur Seite. Die Andacht vom 8. Februar hätte ich ihr gern vorgelesen. Für mich ist der Text ein wunderbarer Fingerzeig Gottes.

Die Überschrift lautet: „Gott schenkt alles – das ist Sinnerfüllung".

Und dann der Bibelvers aus dem 2. Petrusbrief 1,3: „Jesus Christus hat uns in seiner göttlichen Macht alles geschenkt, was wir brauchen, um so zu leben, wie es ihm gefällt. Denn wir haben ihn kennengelernt; er hat uns durch seine Kraft und Herrlichkeit zu einem neuen Leben berufen."

Ja, Gott will uns die Gewissheit geben: Er ist die Sinnerfüllung, er ist das A und O unseres Lebens. Das Gestern, das Heute und das Morgen sind in seiner Hand.

Mir schießt durch den Kopf: „Ein wunderbarer Text für die Beerdigung, die bald stattfinden wird."

Das ist die eine Seite – und die andere?

Ich sehe meine Frau, aber eine eiskalte Wand trennt uns. Da liegt sie leibhaftig – aber ohne Leben. Ich glaube fest: Sie ist in Gottes Hand. Aber ich bin allein.

Ich verlasse das Zimmer, grüße die Teilnehmer am Kaffeetisch und wünsche ihnen Gottes Segen und renne dann betend und weinend aus dem Haus.

Noch stehen die Beerdigung und eine weitere Trauerzeit an.

In und mit Gott beginnt für mich ein neuer Lebensabschnitt:

ER hat uns stets gehalten,
ER hat uns stets geführt,
ER will unsern Weg gestalten,
ER will, dass jeder spürt,
ER ist die Mitte unseres Lebens,
ER schenkt das Ende, wenn ER's sagt,
ER lenkt, dass niemand hier vergebens
die Ewigkeit vermisst und klagt.

Die Auferstehung schlägt einen neuen Ton an:

Das Leben siegt über den Tod,
die Ewigkeit über die Vergänglichkeit,
das Licht über die Dunkelheit.

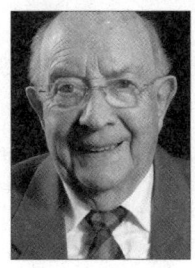

Reinhold Ruthe

geb. 1927 in Löhne, Kreis Herford.
Verwittwet, eine Tochter.
Studium am Seminar für
Evangelische Jugendführung
in Kassel.

11 Jahre Generalsekretär des CVJM in Hamburg, wo er mit seiner Frau Charlotte die erste deutsche Eheschule für junge Menschen gründete und Religion an einem Privatgymnasium unterrichtete.

Nach einer Ausbildung zum Eheberater am Berliner Zentralinstitut für Ehe- und Familienfragen und nach einer Ausbildung zum Psychotherapeuten für Kinder und Jugendliche leitete er bis zum Jahre 1990 die Evangelische Familienberatungsstelle des Kirchenkreises Elberfeld.

Er war 15 Jahre Dozent für Psychologie und Pädagogik an zwei staatlichen Fachschulen. Von 1986 bis 1998 arbeitete er mit Frau und Tochter als Ausbildungsleiter des von ihnen gegründeten Magnus-Felsenstein-Institutes für beratende und therapeutische Seelsorge.

Reinhold Ruthe hat die Entwicklung der Seelsorge und christlichen Psychologie entscheidend beeinflusst und schrieb etwa 150 Bücher zu Sexualpädagogik, Psychologie, Theologie, Ehe- und Familienberatung sowie Bildbände und Andachtsbücher.

Weitere Bücher von Reinhold Ruthe

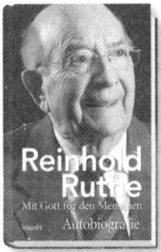

Reinhold Ruthe
Mit Gott für den Menschen • Autobiografie
Mit über 150 Büchern, ungezählten Vorträgen, als Dozent und Berater prägte Ruthe die christliche Öffentlichkeit und Seelsorge. Sein spannender Lebensweg führt durch neun Jahrzehnte und sich wandelnde Wertvorstellungen.
Hardcover, 224 S., 14 x 21 cm.
ISBN 978-3-86338-008-3

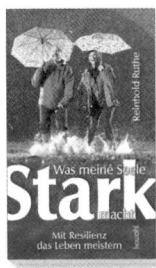

Was meine Seele stark macht
Mit Resilienz das Leben meistern
Viele hilfreiche Anregungen für mehr seelische Widerstandsfähigkeit und Lebensqualität, psychologische Erkenntnisse und Impulse aus christlicher Sicht vereinen sich zu diesem bereichernden Ratgeber, der hilft, dem Leben mit Selbst- und Gottvertrauen erfolgreich zu begegnen.
Taschenbuch, 176 S., 11 x 18 cm.
ISBN 978-3-86338-003-8

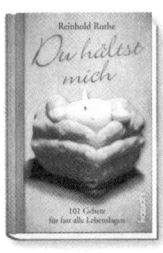

Du hältst mich
101 Gebete für fast alle Lebenslagen
Systematisch nach Gelegenheiten und Gefühlszuständen geordnet helfen diese Worte beim eigenen Beten für sich selbst und für andere. Dabei lässt Reinhold Ruthe immer wieder auch seelsorgerliche Impulse einfließen, die in die Situation sprechen.
Hardcover, 224 S., 10,5 x 15,5 cm, Leseband.
ISBN 978-3-86338-007-6

Buch-Empfehlung zum Thema

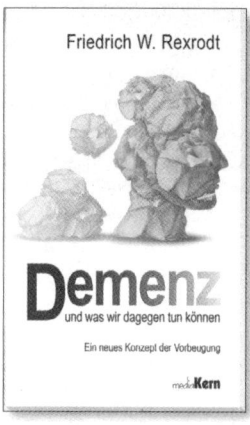

Friedrich W. Rexrodt
Demenz und was wir dagegen tun können
Ein neues Konzept der Vorbeugung

Die Zahl der Demenzkranken steigt in Deutschland
stetig an und dürfte inzwischen die Zwei-Millionen-Grenze
überschritten haben, wobei angesichts einer hohen
Dunkelziffer die tatsächliche Zahl noch viel höher ist.
Kein Wunder, dass in unserer Gesellschaft
die Demenzangst umgeht.
Um dieser Angst konstruktiv entgegenzuwirken,
legt der Autor – bewusst vor dem Hintergrund eines
ganzheitlich-christlichen Menschenbildes – ein
schlüssiges und praktikables Vorbeugekonzept vor.
Das Buch zeigt so Wege zu einer Erfolg versprechenden
Demenzabwehr auf.

Taschenbuch, 128 Seiten, 11 x 18 cm. mediaKern
ISBN 978-3-8429-1618-0